MON CAHIER BODY MINCEUR

MARIE-LAURE ANDRÉ

ILLUSTRATIONS
AXURIDE (INTÉRIEUR)
ISABELLE MAROGER (COUVERTURE)

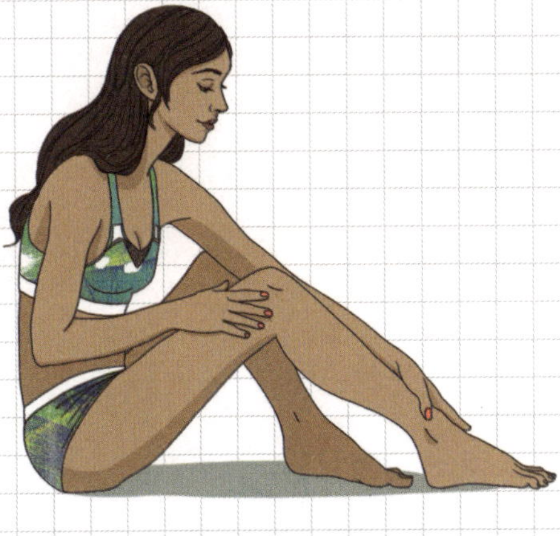

SOLAR EDITIONS

SOMMAIRE

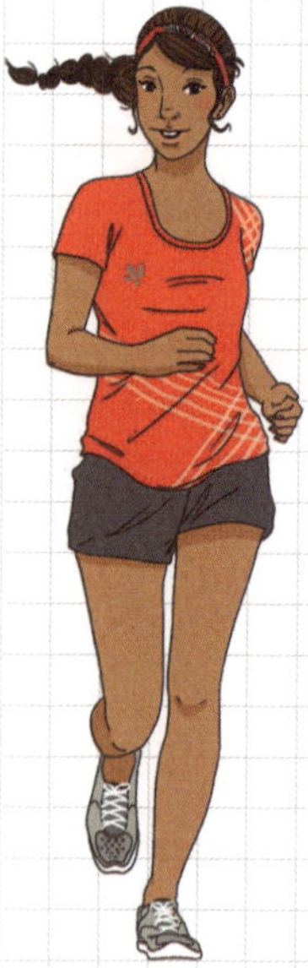

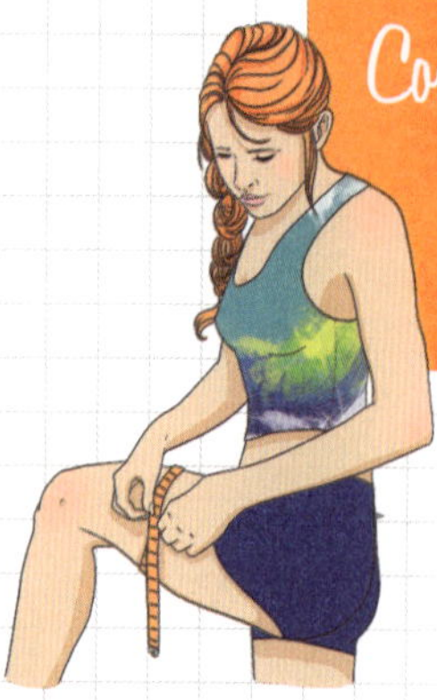

Introduction

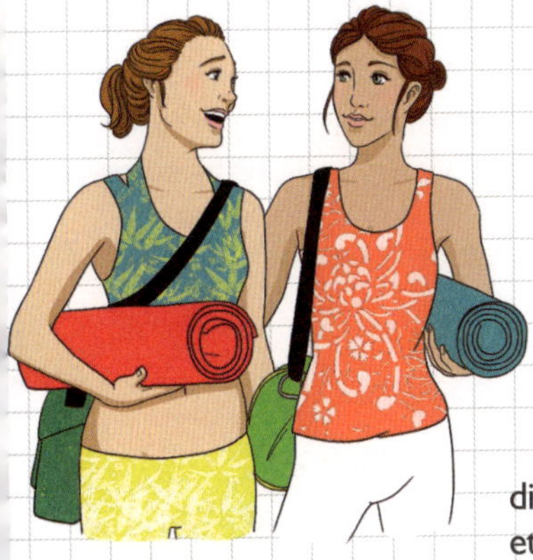

Une silhouette canon : vous en rêvez ? Mais chaque année, c'est la même chose : vous vous laissez un peu (beaucoup) aller en hiver… et au printemps, il faut payer l'addition !
Ces derniers temps, vous sentez bien que votre pantalon fétiche vous serre davantage… Vous devez vous rendre à l'évidence : la balance accuse quelques kilos de trop et vous aimeriez bien faire disparaître ces petites rondeurs mal placées… Il est temps de réagir et de vous prendre en mains !
Vous êtes déjà en train de penser : « Qu'est-ce que ce cahier va bien m'apporter ? Un nouveau régime miracle ? Des promesses de perlimpinpin ? Un programme draconien associé à une diète qui va m'affamer et me vider de toute énergie ? »
Il ne s'agit pas de tout cela… bien au contraire ! Ce cahier, tel un véritable coach à vos côtés, vous accompagne sur le chemin de la minceur et du manger bon et sain. Car le secret, ce n'est pas de manger moins ni de compter les calories, c'est de manger mieux, autrement dit de respecter les besoins de son corps et aussi… de se faire plaisir !

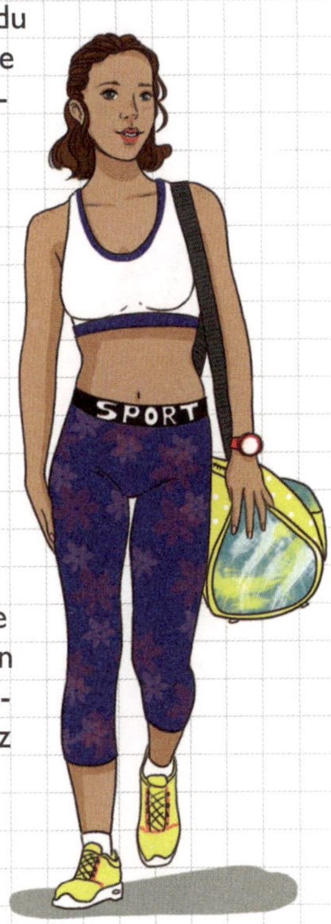

Voilà notre promesse : un programme pour perdre du poids intelligemment, sainement et durablement, sans frustrations ni sensations désagréables de privations et de faim. Oui, c'est possible ! Grâce à l'utilisation des index glycémiques bas, vous allez découvrir une nouvelle façon de manger, gourmande et équilibrée, et vos petites rondeurs seront gommées comme par magie. *Bye bye* les kilos en trop… et bon débarras !

Bien sûr, pour vous sculpter une jolie silhouette, faire du sport est indispensable. Votre objectif n'est pas d'avoir un corps fin mais ramollo, n'est-ce pas ? Pour cela, je vous propose un programme ludique complet, clé en mains, à réaliser tranquillement à la maison durant 6 semaines, alliant activités d'endurance et renforcement musculaire. Vous progressez à votre niveau et à votre rythme, et redessinez petit à petit votre silhouette.

C'est très facile, même pour les débutantes ! Alors, prête pour un body slim ? C'est parti !

Test : Quelle est ma silhouette rêvée ?

C'est bien connu, on n'est jamais satisfaite de sa silhouette : trop de rondeurs par-ci, pas assez par-là, des cuisses qui frottent ou un ventre qui pointe… À vos yeux impitoyables, vos petits défauts se transforment en véritables tares ! Mais savez-vous quel type de silhouette est fait pour vous ? Pour le savoir, répondez aux questions qui suivent :

Pour vous, un corps de rêve, c'est surtout…

▲ Des jambes fuselées et une taille de guêpe.
♣ Un corps bien ferme et une allure de ballerine.
◆ Des rondeurs là où il faut : des fesses rebondies et des épaules bien rondes.

Votre modèle féminin :

▲ Kate Moss, filiforme et indémodable.
♣ Fauve Hautot, un corps tonique et une allure féline.
◆ Pink, toute en muscles et terriblement sexy.

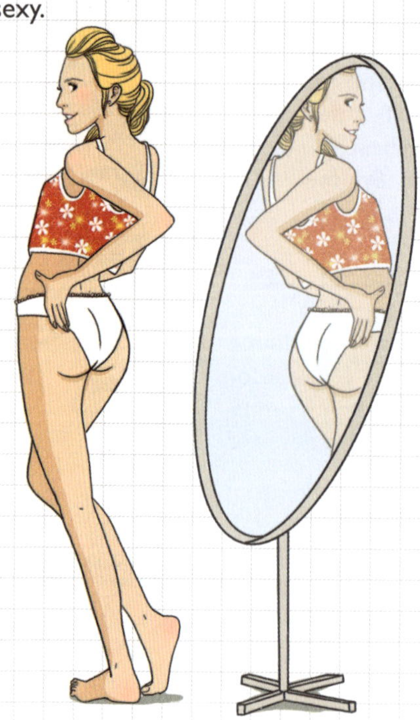

Quand vous regardez votre silhouette dans le miroir, vous diriez plutôt que…

▲ Sous une (légère) couche de graisse, votre ossature est fine, vos hanches et votre carrure plutôt étroites.
♣ Vous êtes légèrement voûtée et votre allure générale montre un manque de tonicité musculaire.
◆ Vous avez des hanches larges et un corps voluptueux (pour ne pas dire « enrobé »).

Vos chaussures préférées :

▲ Des talons aiguilles à la *working-girl* sinon rien !
♣ Des ballerines légères pour un total look dynamique.
◆ Des baskets tendance et confortables pour un style très branché.

Quel vêtement trouvez-vous le plus sexy chez une femme ?

▲ La petite jupe qui dévoile des jambes de gazelle.
♣ Un top court montrant un ventre bien plat et ferme.
◆ Un pantalon slim qui laisse deviner des fesses bien galbées.

Quel sport avez-vous déjà pratiqué ?

▲ Du cardio-training essentiellement : footing, bike, roller…

♣ De la danse, du Pilates ou du yoga.
◆ Du body pump ou des exercices de musculation.

Pour vous, un « bon régime » permet de…

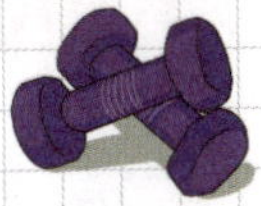

▲ Perdre un peu de partout (sauf des seins !).
♣ Faire disparaître votre petit bidon tenace.
◆ Faire ressortir des cuisses musclées.

Faites vos comptes !

▲	♣	◆

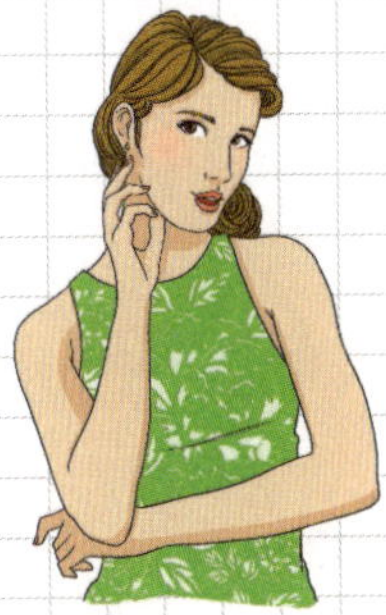

Vous avez une majorité de ▲ : *Votre silhouette fétiche est celle des top models.*

Pour vous, une jolie silhouette est fine et longiligne. Les courbes, c'est bien pour les autres… ou pour la géométrie ! Pour vous affiner, focalisez-vous sur une alimentation saine (ça tombe bien, c'est ce que je vous propose dans les prochains chapitres…) et privilégiez les activités de cardio-training qui vous permettront de brûler les graisses et de dégommer la cellulite.

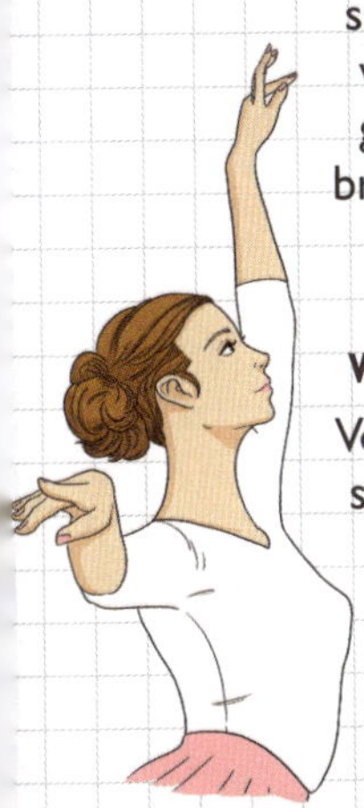

Vous avez une majorité de ♣ : *Votre silhouette chouchou est celle des danseuses étoile.*

Vous rêvez d'une silhouette tonique à l'allure élégante et sexy : pour vous, c'est le summum de la beauté. Vous avez besoin de tonifier votre silhouette et de mieux gérer votre stress qui a la fâcheuse tendance de faire gonfler votre ventre comme un ballon de baudruche ! N'oubliez pas de prendre soin de votre alimentation, ce serait dommage que votre nouvelle silhouette ferme et tonique soit masquée par des rondeurs mal placées !

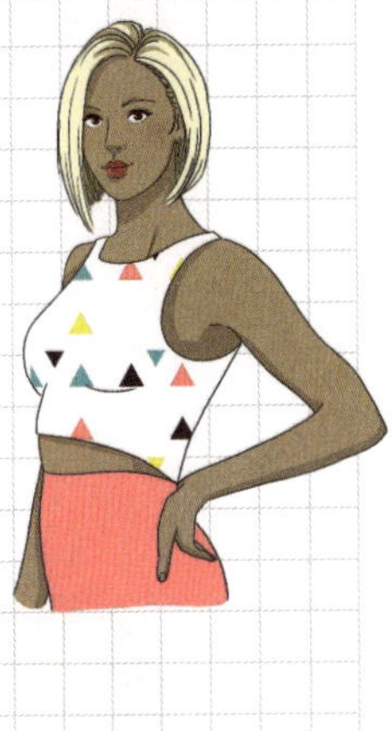

Vous avez une majorité de ◆ : *Votre silhouette de rêve est celle de Beyoncé.*

Pas de doute, vous aimez les silhouettes bien dessinées : un beau corps est pour vous joliment sculpté (mais pas trop quand même !). Et puis, les brindilles filiformes, ça n'est vraiment pas votre truc, d'autant que vous avez une ossature plutôt large. Suivez mon programme nutrition (pour voir vos nouveaux muscles, il faut d'abord enlever la couche de graisse qui les entoure !) et misez surtout sur les activités de renforcement musculaire.

> Votre score est mitigé ? Votre silhouette idéale est tout simplement un équilibre entre les trois descriptions proposées, car vous rêvez d'une silhouette fine, ferme et bien dessinée !

Chapitre 1

Mon check-up silhouette

Avant tout, je vous propose de faire votre check-up, histoire de voir où vous en êtes avec votre poids et votre silhouette, d'évaluer votre niveau d'activité physique – un corps svelte, c'est bien, un corps svelte et tonique, c'est mieux ! – et de bien fixer vos objectifs car, comme le dit un vieux dicton : « Pour arriver à bon port, il faut savoir où l'on va » !

Mon bilan forme et minceur

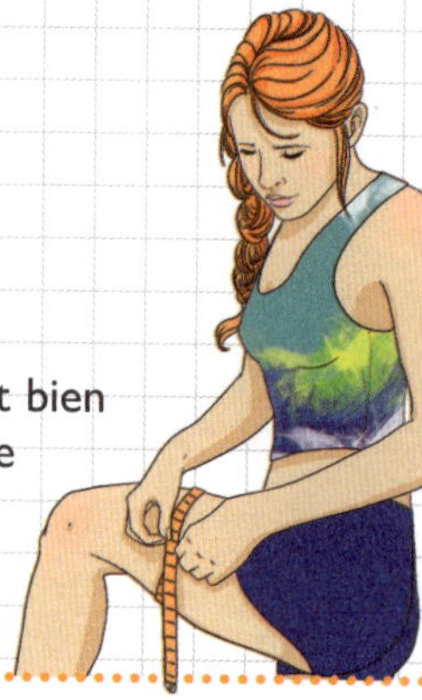

Mon poids idéal

- On entend souvent parler de « poids idéal ». Il existe bel et bien une formule pour calculer son poids (théorique) à partir de sa taille. La voici :
  Femme : P (kg) = Taille (en cm) – 100 – (T (cm) – 150)/2,5
  Homme : P (kg) = Taille (en cm) – 100 – (T (cm) – 150)/4

  Par exemple, pour une femme mesurant 1,65 m, son poids idéal est de :
  P = 165 – 100 – (165 – 150)/2,5 = 59 kg

  Mon poids idéal serait de : .... kg

- Un autre repère pour évaluer sa corpulence est l'Indice de Masse Corporelle (IMC) :
  IMC = P (kg)/ T $(m)^2$

  Prenons encore l'exemple de cette femme mesurant 1,65 m. Disons qu'elle pèse 60 kg. Son IMC serait donc de $60/1,65^2 = 22$

Mon IMC est de : ....

Voici la classification internationale de l'IMC :

IMC	Interprétation
< 18,5	Maigreur
18,5 à 24,9	Poids normal
25 à 29,9	Surpoids
30 à 34,9	Obésité grade I
35 à 39,9	Obésité grade II (sévère)
> 40	Obésité grade III (massive)

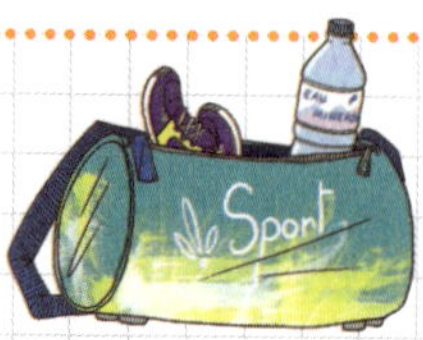

Le hic, c'est que la formule de poids idéal et l'IMC ne tiennent pas compte de paramètres très importants, tels que l'ossature, la musculature (si vous êtes adepte du culturisme, votre IMC peut être très élevé alors que vous n'avez pas une once de gras), et l'âge (avez-vous remarqué comme la silhouette s'enrobe naturellement en prenant de l'âge ?).

Ces formules très théoriques doivent donc rester de simples repères indicatifs. La notion qui me paraît plus adaptée est **le poids de forme**. Vous savez, celui dans lequel vous vous sentez belle et sexy, avec des formes juste là où il faut ! Ce poids, c'est à vous de le fixer, sans toutefois aller dans les extrêmes…

Soyez réaliste : votre poids de forme n'est peut-être pas celui que vous aviez à l'âge de 16 ans !

Mon poids aujourd'hui : .... kg

Mon poids de forme serait de : .... kg

Une silhouette au top !

Le poids varie d'un jour à l'autre en fonction de la rétention d'eau et du cycle menstruel. Inutile donc de se peser tous les jours. Une fois par semaine, ça suffit !

Être mince, c'est bien, mais ce qui compte avant tout, c'est l'image que votre miroir vous renvoie. Après tout, le poids n'est qu'une valeur affichée par l'aiguille (ou l'écran digital) d'un pèse-personne (certes, c'est cette valeur qui vous fait bondir en ce moment…), mais il faut parfois se détacher de ce chiffre, d'autant plus que, grâce aux exercices physiques proposés dans ce cahier, vous allez développer de la masse musculaire qui pèse plus lourd que la graisse que vous brûlerez. Au final, le poids varie peu mais votre silhouette se redessine et vous perdez des centimètres de tour de taille !

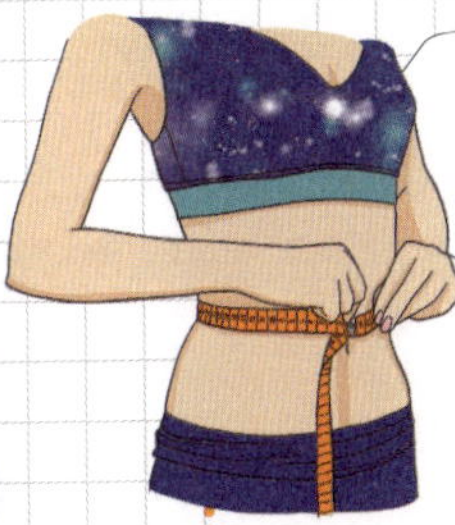

Mon conseil : mesurez votre tour de taille à la fin d'une expiration, sans rentrer le ventre.

C'est le moment de sortir votre ruban de couturière !

Mon tour de taille (juste au-dessus du nombril) : .... cm

Mon tour de hanches (mesure la plus large) : .... cm

Mon tour de cuisse (mesure la plus large) : .... cm

Mon profil fitness

Êtes-vous du genre active ou cocooning ? Pour déterminer votre niveau d'activité physique, répondez à ces 5 questions :

Pratiquez-vous une activité sportive régulière ?

▲ Oui, c'est même votre défouloir !

♣ Non, vous êtes allergique à la transpiration.

Sur votre lieu de travail, vous êtes le plus souvent…

▲ Debout et vous marchez (courez) dans tous les sens.

♣ Rivée sur votre chaise.

Si vous devez vous déplacer pour un petit trajet, vous choisissez…

▲ Le vélo, c'est plus écolo.

♣ La voiture sinon rien !

À la maison, qui s'occupe des tâches ménagères ?

▲ C'est Bibi !

♣ La femme de ménage, vous êtes (aussi) allergique à la poussière.

C'est le week-end et vous en profitez pour…

▲ Vous balader ou aller faire du roller.

♣ Vous détendre devant votre série culte ou surfer sur Internet.

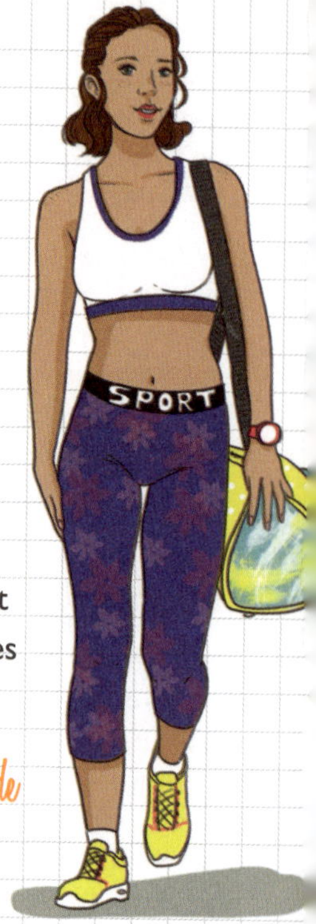

Si vous avez une majorité de ♣ : *c'est que vous êtes du genre sédentaire…* mais il n'est jamais trop tard pour changer vos habitudes ! Avec les activités proposées dans les prochains chapitres, vous deviendrez peut-être même accro !

Si vous avez une majorité de ▲ : *l'activité physique fait partie intégrante de votre mode de vie.* Continuez ainsi, tout en vous inspirant des programmes à l'intensité progressive proposés dans ce cahier, votre silhouette sera bientôt au top !

Je définis mes objectifs

Avant même d'ouvrir ce cahier, je suis certaine que vous saviez déjà ce que vous voulez ! Mais vos objectifs sont-ils réalistes ? Y avez-vous bien réfléchi ? Avant de les noter noir sur blanc, je vous propose de répondre à ce petit questionnaire :

Vous avez…

▲ Moins de 25 ans. ♣ Plus de 25 ans.

Concernant votre poids…

▲ Votre prise de poids est récente, vous avez toujours été plutôt mince.

♣ On vous appelait déjà « Bouboule » à l'école.

Combien de régimes avez-vous déjà expérimentés ?

▲ Un ou deux, pas plus !

♣ Vous ne les comptez plus !

Concernant votre famille (parents, grands-parents, frères et sœurs)…

♣ Ils sont tous aussi enrobés que vous.

▲ Vous êtes le vilain petit canard d'une famille de brindilles.

Dans votre vie de tous les jours…

♣ Vous êtes plutôt sédentaire (il faudrait en plus que je fasse du sport ?).

▲ Vous êtes active (vous ne perdez jamais une occasion de vous dépenser !).

Vous avez une majorité de ♣ : *La guerre des kilos chez vous, c'est plutôt une affaire de famille !*

Votre combat dure depuis tellement longtemps que vous ne sauriez dire quand vous l'avez commencé. À force de pratiquer le yoyo, votre organisme s'est habitué à fonctionner au ralenti et votre perte de poids est chaque fois plus difficile…

Vos objectifs doivent être mesurés : la perte de poids sera peut-être plus lente que prévu et votre silhouette ne s'apparentera jamais à celle de Kate Moss !

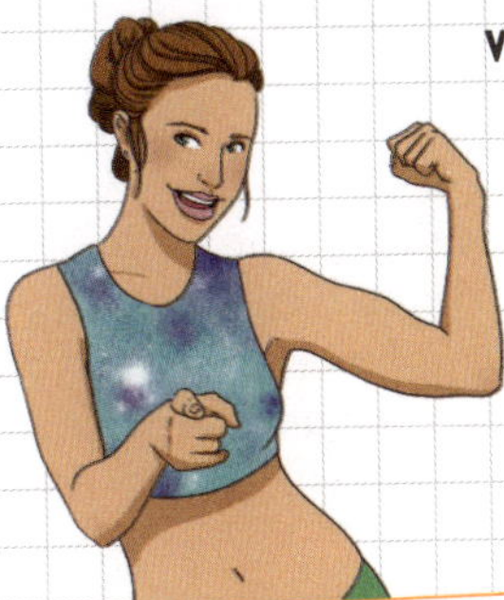

Vous avez une majorité de ▲ : *Votre prise de poids est plutôt récente et votre casier de « régimeuse » encore presque vierge !*

C'est le bon moment pour prendre de bonnes habitudes alimentaires, celles qui vous permettront de revenir à votre poids de forme, et surtout de le maintenir sur le long terme.

Vos objectifs peuvent être ambitieux : la perte de poids peut être assez rapide, surtout au début du programme.

Attention : pas d'objectif utopique ! Vous partiriez vaincue d'avance ou vous seriez découragée au bout de quelques semaines d'efforts.

Je note les objectifs que je veux atteindre

- ❑ Perdre du poids : .... kg
- ❑ Revenir à un IMC inférieur à ....
- ❑ Affiner ma silhouette et rentrer dans une taille ....
- ❑ Perdre .... cm de tour de ....
- ❑ Tonifier ma silhouette
- ❑ Me dessiner une silhouette musclée
- ❑ Autres : ....

Je me motive !

Dans tout programme minceur, la motivation représente 80 % de la réussite ! Mais si on part généralement très motivée et pleine de bonnes intentions, il y a forcément un moment où la croisière devient un peu ennuyeuse, surtout quand la mer est calme et qu'aucune escale n'est prévue… Un petit coup de cafard, une envie irrésistible de sucreries, et hop ! C'est la dérive assurée !

C'est dans ces moments-là qu'il faut bien garder le cap et, surtout, vous focaliser sur les motivations qui vous ont poussée à entamer un programme body slim.

Placardez vos objectifs et vos motivations à des endroits stratégiques : sur la porte du frigo et du placard à gâteaux par exemple.

Je note ce qui me motive à mincir

- ❑ Je veux me sentir sexy en maillot de bain
- ❑ Je souhaite m'habiller comme je veux (et rentrer dans la taille .... de mes rêves !)
- ❑ Je veux être en meilleure forme physique (et ne plus souffler comme un bœuf quand je fais du sport)
- ❑ Je veux améliorer ma santé (diabète, problèmes articulaires…)
- ❑ Autre : ....

Chapitre 2

Le b.a.-ba de la nutrition

Vous savez d'où vous partez et où vous voulez aller. Maintenant, il s'agit de choisir le bon bateau ! On oublie les hors-bords trop rapides et trop dangereux, celui que je vous propose, c'est le genre « bateau de croisière », confort 5 étoiles, aucun risque d'échouer sur la banquise ! Mais avant d'embarquer, vous devez connaître le fonctionnement du moteur ainsi que quelques consignes de sécurité. C'est ce que je vous propose dans ce chapitre.

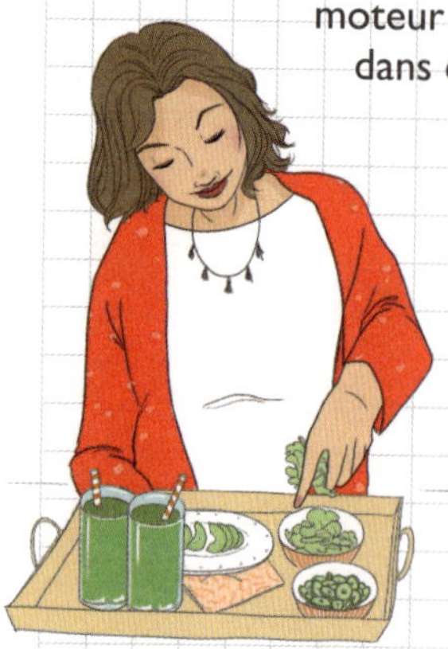

Ayez les bonnes bases en nutrition

Les aliments que nous mangeons contiennent des nutriments (éléments nutritifs) : protéines (ou protides), lipides (graisses) et glucides (sucres), ainsi que des fibres, des minéraux et oligoéléments (fer, calcium, fluor…), des vitamines, des composés antioxydants… et aussi de l'eau ! Après la digestion, tous ces nutriments sont absorbés (à part les fibres) et se retrouvent *illico* dans le sang.

Le rôle des protéines

Les besoins en protéines sont de l'ordre de 1 g par kilo par jour, soit environ 65 g pour un adulte pesant 65 kg.

Ce sont les éléments bâtisseurs, les briques et le ciment de l'organisme, autant dire qu'elles sont in-dis-pen-sables ! Elles sont à l'origine du renouvellement cellulaire, de la croissance, mais aussi de la défense de l'organisme face aux vilaines bactéries et virus qui nous assaillent chaque hiver. On trouve les protéines animales dans les viandes, les poissons, les œufs et les produits laitiers, et les protéines végétales dans les légumes secs, les céréales, les graines oléagineuses, le soja…

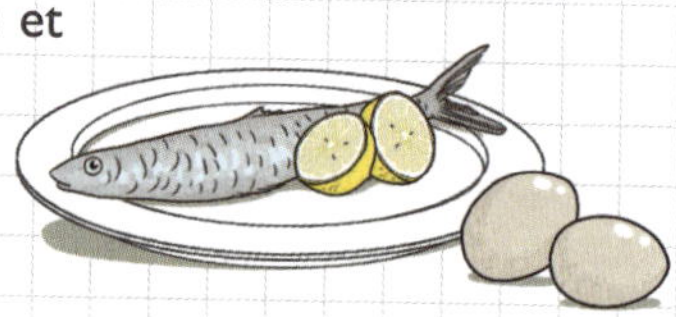

L'importance des lipides

Ce sont les nutriments les plus énergétiques : deux fois plus de calories que les sucres ! Ils constituent le carburant de réserve de l'organisme, indispensable en prévision de l'hibernation annuelle… Trêve de plaisanterie, les lipides apportent des vitamines essentielles à la santé

(A, D et E), jouent des rôles clés dans l'équilibre nerveux, psychique, et sont primordiaux pour la synthèse de certaines hormones. Consommés en excès, ils sont prioritairement mis en réserve, toujours au niveau des fesses et des seins… Je me trompe ?

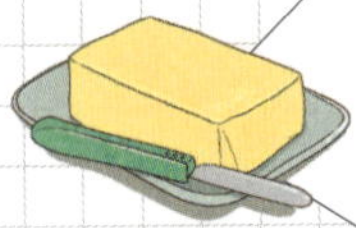

Toutes les graisses ne se valent pas ! Certaines se stockent plus facilement : il s'agit des graisses saturées, présentes majoritairement dans les viandes, les produits laitiers, les biscuits…

On trouve les lipides dans les corps gras (huiles, beurre, crème…) et dans certains aliments en proportion variable (viandes, poissons, œufs, graines oléagineuses telles que les noix, amandes, noisettes, graines de sésame…), mais aussi et surtout dans de nombreux aliments industriels (viennoiseries, chocolats, charcuteries…) que vous ne consommez que très rarement, n'est-ce pas ?

Notre corps possède cette incroyable (et détestable) faculté de mettre en réserve les excès de calories sous forme de graisses pour faire face aux disettes et autres famines auxquelles nous sommes très régulièrement confrontés… Au Moyen Âge, vous dites ?

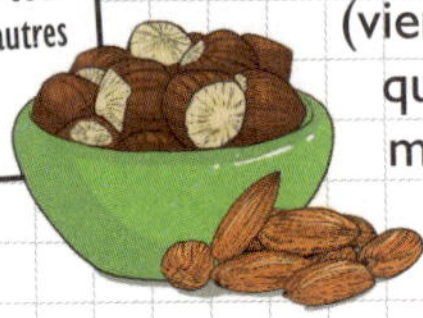

Idée reçue : il faut bannir les graisses pour perdre du poids…

Faux ! Pendant des décennies, les graisses ont été accusées d'être à l'origine de l'épidémie d'obésité. Les régimes pauvres en graisses se sont alors multipliés. Mais le résultat fut plus que décevant : le surpoids et l'obésité ont poursuivi leur progression exponentielle !

Et les glucides dans tout ça ?

Ce sont aussi des nutriments énergétiques mais, à l'inverse des graisses, ils constituent le carburant immédiatement disponible de l'organisme. C'est un peu comme s'ils servaient de « starter » alors que les graisses donnent l'énergie de fond, à l'image d'un diesel.

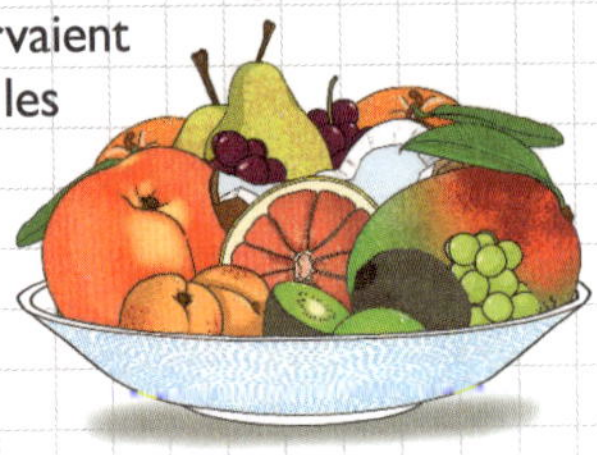

Testez vos connaissances !

Parmi les nutriments suivants, lesquels font partie des sucres ?

- ❑ Le fructose
- ❑ Le lactose
- ❑ L'amidon
- ❑ Les acides aminés

Réponse : le fructose (dans les fruits), le lactose (dans le lait) et l'amidon (dans les céréales). Les acides aminés sont les éléments de base des protéines.

Sucres lents et rapides : quèsaco ?

Pendant longtemps, les glucides ont été classés en deux catégories bien distinctes :

- d'un côté, les sucres lents, composés de grosses molécules (amidon). On pensait que leur assimilation par l'organisme était lente et progressive,
- de l'autre, les sucres rapides. Le délai d'assimilation de ces sucres était jugé plus rapide du fait de la simplicité de leurs molécules.

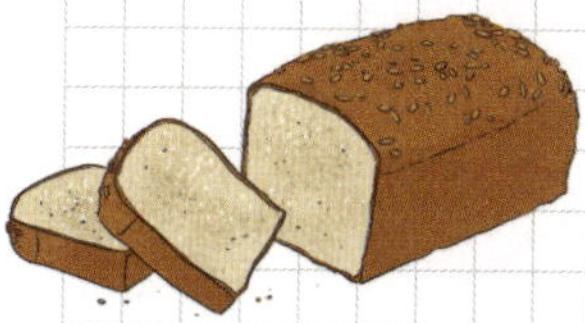

Le pain était par exemple considéré comme un sucre lent, et à ce titre plébiscité par les nutritionnistes. Plus tard, dans les années 1970, on s'est rendu compte que la consommation de pain augmentait fortement la glycémie (le taux de sucre dans le sang), comme s'il s'agissait d'un sucre rapide. Cette notion est alors devenue caduque.

Aujourd'hui, l'index glycémique est la valeur de référence quant à la qualité des glucides.

Les fibres !

Les fibres ne sont pas absorbées lors du processus de digestion. Pourtant elles jouent un rôle capital : dans l'estomac, les fibres solubles, présentes dans la pomme, l'avoine ou la carotte, forment un gel qui emprisonne les graisses et augmente la sensation de satiété. Résultat : effet coupe-faim garanti et réduction des quantités de graisses absorbées (intéressant, n'est-ce pas ?).
Les fibres insolubles, présentes dans les céréales complètes, le son de blé et certains légumes, agissent davantage sur le péristaltisme, autrement dit : elles facilitent le transit intestinal.

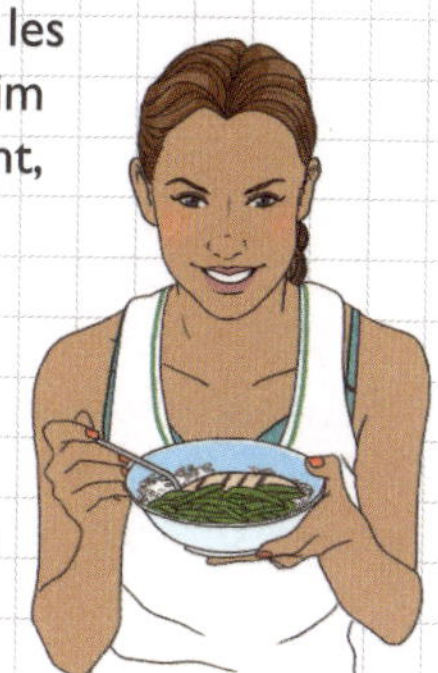

On recommande une consommation de 25 à 30 g de fibres par jour.

Les vitamines

Les vitamines (C, A, E, B…), minéraux (calcium, magnésium, fer…) et composés antioxydants (polyphénols, bêta-carotènes…) n'apportent pas de calories. Ils ont pourtant des rôles essentiels et variés dans l'organisme : protection contre les agents toxiques extérieurs, équilibre acido-basique, fonctions musculaires et nerveuses… Une alimentation variée et équilibrée permet de couvrir nos besoins quotidiens en vitamines, minéraux et composés antioxydants, et permet ainsi de rester en forme toute l'année, même au cœur de l'hiver. Malade, moi ? Jamais !

Testez vos connaissances !

Parmi les substances suivantes, lesquelles font partie des fibres ?

- ❑ La pectine
- ❑ La cellulose
- ❑ La lignine
- ❑ Les bêta-glucanes

Réponse : toutes ces substances font partie des fibres alimentaires.

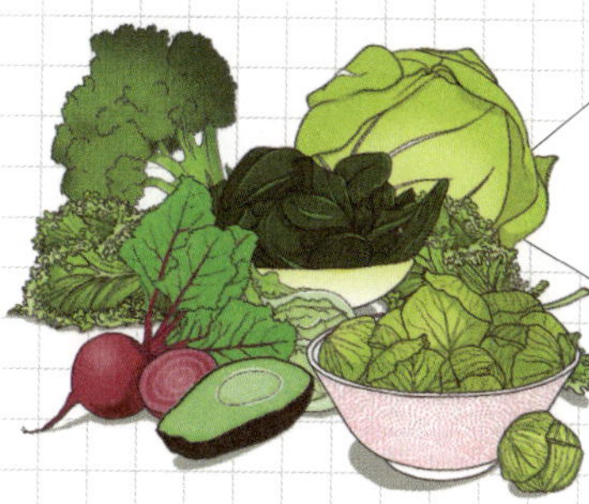

Préférez toujours les produits frais et de saison : plus riches en éléments nutritifs, ils sont aussi plus riches en goût, sans oublier leur prix modeste.

L'équilibre alimentaire, c'est quoi ?

On vous rebat les oreilles avec l'adage « Mangez équilibré ! »… D'accord, mais c'est quoi l'équilibre ? Faut-il manger un peu de tout ? En fait, cela était valable au temps de nos grands-mères, quand les produits industriels très transformés n'existaient pas encore !

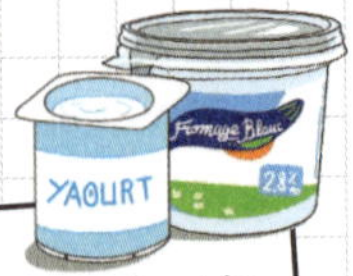

Et les produits laitiers ?
Ils ne sont pas indispensables à l'équilibre alimentaire. Le calcium sera alors puisé dans d'autres aliments (légumes, soja, eau de boisson…). Vous pouvez néanmoins en consommer 1 à 3 par jour.

Les 7 règles d'or d'une assiette équilibrée

1. **5 fruits et légumes par jour, pas moins !** Vous pensez que vous n'y arriverez pas ? Détrompez-vous car il s'agit de 5 *portions* de fruits et légumes, sachant qu'une portion doit peser minimum… 80 g ! Une part de poêlée de légumes variés (250 g) représente à elle seule 3 portions !
2. **Un peu de céréales à chaque repas.** Mais toutes les céréales ne se valent pas selon leur index glycémique (voir p. 25). Si vous pensez perdre plus rapidement du poids en les évitant, vous faites un mauvais calcul : leur pouvoir rassasiant aide à tenir les fringales à distance !
3. **Un peu de protéines à chaque repas :** viande, poisson, œufs ou même légumineuses (lentilles, pois chiches, soja…), pour le renouvellement cellulaire et la tonicité des muscles (n'oubliez pas vos objectifs !).
4. **Une once de graisses ajoutées :** si le beurre, les huiles et la crème ne sont pas à bannir, il ne faut pas en abuser non plus.
5. **Un soupçon de sucres ajoutés,** juste pour le plaisir… et bien sûr à index glycémique bas : sirop d'agave, sucre de coco, miel d'acacia, chocolat noir à 70 % de cacao.
6. **Le moins possible de produits industriels transformés :** riches en sel, en graisses et en sucres de médiocre qualité (sans oublier les additifs alimentaires aux effets douteux pour la santé !), les produits industriels ne sont pas nos amis !
7. **De l'eau en abondance :** au minimum 1 l à 1,5 l par jour. L'eau est la seule boisson indispensable (pas le jus de fruits ni les sodas !).

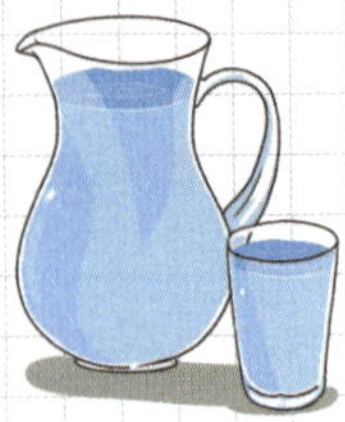

Je note mes objectifs pour manger plus équilibré

………………………………………………………………………………

………………………………………………………………………………

………………………………………………………………………………

Pourquoi je grossis ?

Imaginez que le corps est une chaudière ultra perfectionnée. Pour fonctionner, cette chaudière a besoin de carburant (les calories). En contrepartie, elle fournit de la chaleur (dépenses de base de l'organisme et dépenses liées à l'activité physique).

Le carburant de notre chaudière est apporté par les nutriments énergétiques :

- 1 g de protéines fournit 4 kcal
- 1 g de glucides fournit 4 kcal
- 1 g de lipides fournit 9 kcal

Les protéines sont les nutriments qui demandent le plus d'énergie pour être digérés !

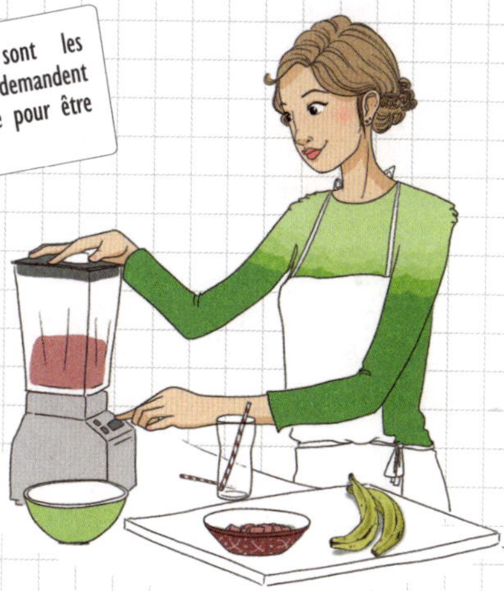

On pourrait penser que la prise de poids n'est qu'un simple excès de calories. C'est en partie vrai, mais en partie seulement ! Car de nombreux mécanismes peuvent enrayer la machine et engendrer une prise de poids : l'hérédité, les facteurs hormonaux, la prise de certains médicaments, le stress… Par ailleurs, une calorie consommée n'est pas égale à une calorie libérée dans le corps, car le processus de digestion consomme lui-même des calories !

Quels sont mes besoins énergétiques ?

Nous sommes tous des chaudières… de marque différente ! Ainsi, chacune a ses spécificités, certaines ont besoin de beaucoup de carburant, d'autres moins… Il existe des formules pour estimer les besoins de base de chaque individu et des facteurs correctifs liés aux dépenses énergétiques, mais ces formules sont compliquées et le résultat obtenu parfois loin de la réalité…

Les repères de 1 800 kcal pour les femmes et 2 000 kcal pour les hommes ne sont que des valeurs moyennes, à moduler pour chacun de nous.

Pourquoi je reprends du poids après un régime ?

C'est un fait : tous les régimes font maigrir… mais dans 95 % des cas, c'est la reprise de poids assurée, avec parfois un « malus » supplémentaire ! C'est ce qu'on appelle l'effet yoyo.

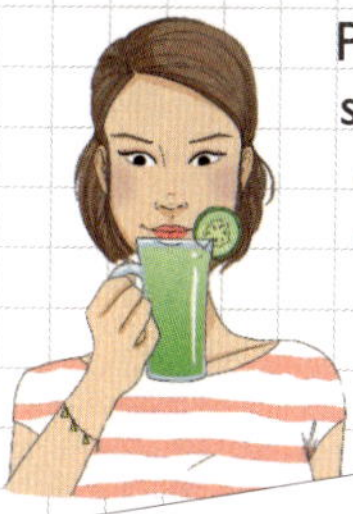

Petite explication : lorsque vous réduisez les calories, votre chaudière se met en mode « économique », c'est-à-dire qu'elle utilise moins de carburant pour fonctionner. Malheureusement, à l'arrêt du régime, votre chaudière continue de fonctionner en mode économique et le surplus d'énergie est stocké. Voilà pourquoi, après X régimes restrictifs, vous devez en permanence surveiller votre alimentation : votre chaudière s'est habituée à fonctionner avec très peu de carburant.

Ne réfléchissez plus en termes de quantité… mais en termes de qualité !

Finalement, la meilleure façon de maigrir, ce n'est pas de réduire les calories… mais d'adopter de nouvelles habitudes alimentaires, plus saines, et c'est ce que je vous propose dans ce programme.

Pourquoi j'ai toujours faim ?

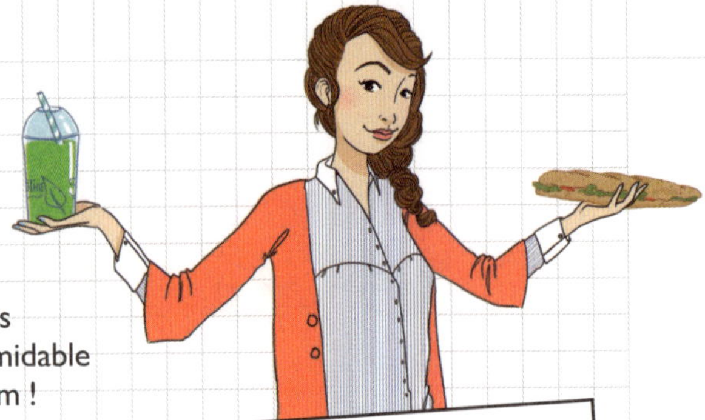

Au moment même où vous entamez un programme minceur, vous devenez obnubilée par la faim, pas vrai ? Votre cerveau se souvient des restrictions subies lors des derniers régimes et déclenche immédiatement un formidable (mais déprimant) mécanisme de défense : la faim !

Si vous ne savez pas différencier la faim de l'envie de manger, commencez par prendre un grand verre d'eau et patientez quelques minutes : s'il s'agit de la faim, les sensations désagréables réapparaîtront.

Les mystères de la fringale

On confond souvent la faim avec l'envie de manger. Il s'agit pourtant de deux notions bien différentes : la faim est un signal physiologique, un vrai besoin de l'organisme tandis que l'envie de manger est plus psychologique, même si le résultat est le même : on finit par ouvrir le frigo !

Les gargouillis et les tiraillements au creux de l'estomac, vous connaissez bien et vous aimeriez, au pire les ignorer, au mieux les maîtriser ! Mais d'abord, pourquoi a-t-on faim ? La faim est un signal d'alarme : quand le taux de lipides diminue dans les réserves de graisses, le taux de leptine augmente, ce qui accentue la sensation de faim. Voilà pourquoi, quand on entame un régime, on devient obsédée par la nourriture ! Une autre hormone, la ghréline, sécrétée par l'estomac surtout quand il est vide, stimule l'appétit. Faire des collations permettrait donc de réduire le taux de ghréline et de mieux gérer ses sensations de faim. Vive le goûter !

Une alimentation à IG bas permet de réduire les petites faims et les grosses fringales (voir chapitre suivant) !

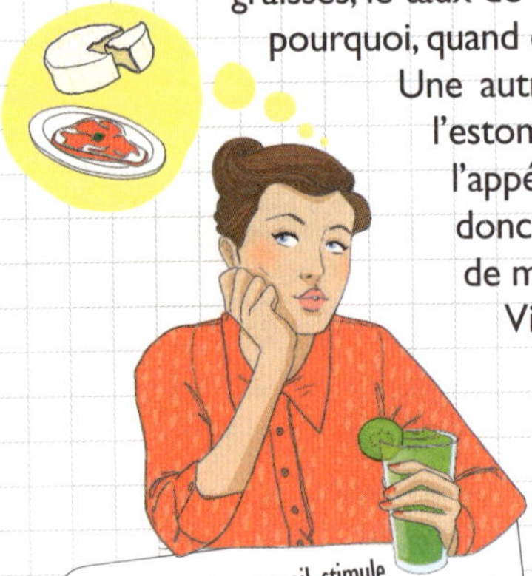

Le manque de sommeil stimule la sécrétion de ghréline et réduit le taux de leptine. Voilà pourquoi vous avez tendance à manger davantage quand vous êtes fatiguée ! Vous ferez bien une petite sieste ?

On mange aussi souvent par habitude : ainsi, on se met à table, non pas parce qu'on a faim, mais juste parce que c'est l'heure de manger ! Enfin, n'oublions pas les sollicitations extérieures : avez-vous remarqué comme l'odeur du pain chaud et des chocolatines nous fait saliver en entrant dans une boulangerie ?

Chapitre 3

Je déstocke les graisses grâce aux IG bas

Entrons maintenant dans le vif du sujet et découvrons notre arme secrète : les index glycémiques bas. Vos kilos vont déguerpir vite fait, bien fait, parole de diététicienne !

Test : Comment je m'alimente ?

« Dis-moi comment tu manges, je te dirai qui tu es ! » Cet adage en dit long sur notre relation avec la nourriture… Que révèlent vos habitudes ? Pour mieux connaître vos petits défauts, répondez aux questions qui suivent…

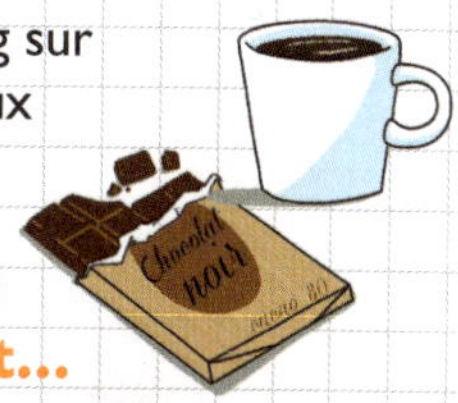

Le petit déjeuner, pour vous, c'est…

▲ Une formalité : un café et 2 biscottes, avalés rapidement !

♣ L'occasion de commencer un régime du bon pied : céréales ligne et fromage blanc à 0 % de MG.

◆ Sacré… et sacrément gourmand : brioche, croissant ou tartines de confiture.

Vous diriez que votre frigo ressemble…

▲ Au désert de Gobi : vous n'avez jamais le temps de faire les courses !

♣ À une épicerie minceur : on n'y trouve que des « 0 % ».

◆ À la caverne d'Ali Baba : toujours rempli de gourmandises !

Au restaurant, votre dessert préféré, c'est…

▲ Un café gourmand avec ses petites douceurs qui donnent l'illusion d'éviter les gros excès.

♣ Le fromage blanc et son coulis (mais vous rêvez en secret d'une bonne mousse au chocolat…).

◆ Une belle part de gâteau ou de glace, avec supplément de chantilly ou de sauce au chocolat… Miam !

Vous êtes coincée au bureau et il est déjà 13 heures…

▲ Vous courez au distributeur de snacks qui vous nargue depuis plusieurs jours.

- ♣ Vous avalez un grand verre d'eau : effet coupe-faim assuré !
- ◆ Après l'heure, c'est plus l'heure : vous commandez une pizza au camion du coin.

Que préférez-vous en été ?

- ▲ Grignoter des chouchous sur la plage.
- ♣ Savourer les fruits de saison en salade.
- ◆ Partager une belle glace avec vos copines.

Quelle réflexion vous fait-on le plus souvent ?

- ▲ C'est pas bien de grignoter !
- ♣ Encore au régime ?
- ◆ Oh, la gourmande !

Pour vous, les courses, c'est…

- ▲ Une corvée dont vous vous débarrassez au plus vite.
- ♣ Une nécessité : vous privilégiez la cuisine « maison ».
- ◆ Une expédition en terrain conquis : votre Caddie déborde en arrivant à la caisse !

Faites les comptes !

▲	♣	◆

Vous avez une majorité de ▲ : *Grignoter, c'est votre spécialité !*

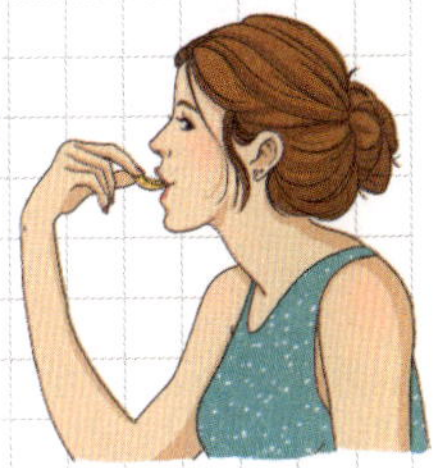

Manger est pour vous davantage une nécessité qu'un plaisir, même si vous reconnaissez avoir un petit faible pour les snacks chocolatés ou pour les chips aux saveurs variées ! Mais les repas pris sur le pouce et les grignotages répétés finissent par laisser des traces sur votre silhouette. Ce cahier va vous aider à vous remettre sur les rails en structurant vos repas et en réduisant vos envies de grignoter !

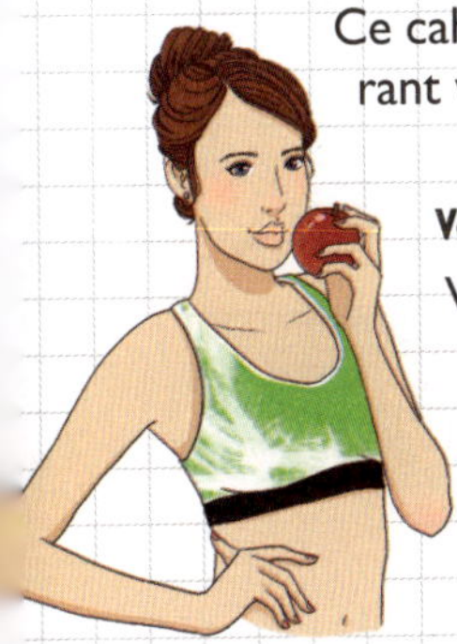

Vous avez une majorité de ♣ : *Vous êtes une pro du régime !*

Vous ne jurez plus que par les « 0 % », les aliments « sans sucres ajoutés » et autres produits light ! Régimeuse jusqu'au bout des ongles, vous traquez les graisses et le sucre pour dégommer les kilos en trop que vous avez accumulés ces dernières années. Mais à force de vous priver, les frustrations s'accumulent et les craquages vous guettent au tournant… Il est temps de lâcher du lest. Concilier plaisir et équilibre, c'est possible et je vais vous le prouver !

Vous avez une majorité de ◆ : *Gourmande, vous ? C'est un euphémisme !*

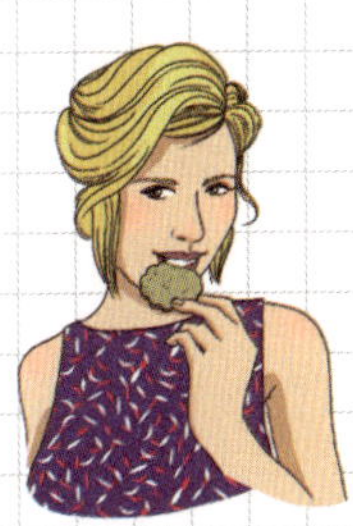

À la question « Vous reprendrez bien un peu de gâteau ? », vous ne savez pas dire « non »… Rien à faire, vous aimez manger : les douceurs sucrées, les bons petits plats mijotés… Pour vous, un repas est avant tout un moment de partage et de convivialité ! Vous aimeriez perdre quelques kilos mais le mot « régime » vous déprime ou vous hérisse les poils ! En suivant mes conseils, vous découvrirez qu'il est possible de se faire plaisir tout en perdant quelques kilos au passage, alors laissez-vous guider !

L'index glycémique, c'est quoi ?

Vous le savez : les sucres sont le carburant de l'organisme. Pour que votre chaudière fonctionne de façon optimale, vous devrez opter pour un carburant de qualité. C'est exactement le concept des index glycémiques : sélectionner les glucides en fonction de leur effet sur l'organisme !
Lorsque vous mangez, les glucides sont digérés et se retrouvent dans le sang sous forme de glucose. La glycémie s'élève et le pancréas sécrète automatiquement de l'insuline, une hormone dont le rôle est de permettre l'assimilation de ces sucres et de ramener coûte que coûte la glycémie à sa valeur normale (1 g par litre environ).

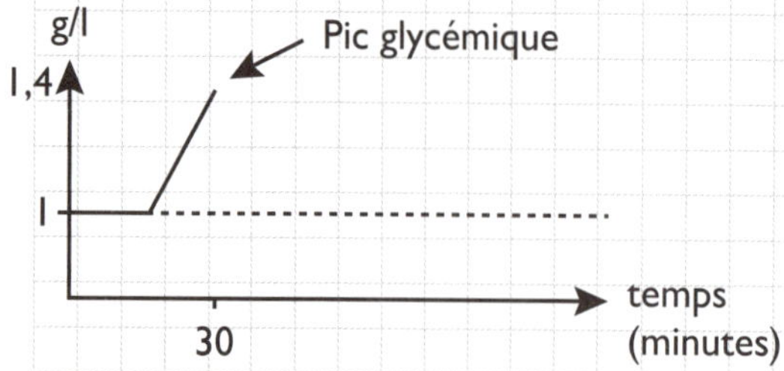

Atteinte du pic glycémique après consommation d'un glucide

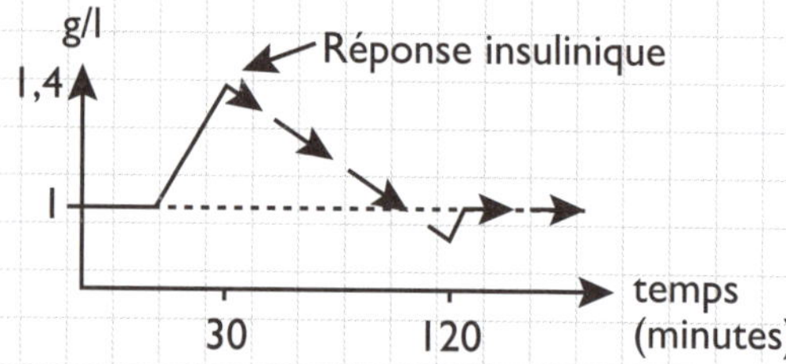

Réponse insulinique

Des glucides de qualité inégale

Mais tous les aliments n'agissent pas de la même façon au niveau sanguin : certains font élever la glycémie de façon importante, d'autres beaucoup moins. L'index glycémique permet de classer les glucides en fonction de leur capacité à élever la glycémie.
En France, un aliment de référence est retenu : le glucose pur, avec un index glycémique arbitrairement fixé à 100. Des mesures sont effectuées pour tous les autres aliments, qui se voient attribuer un index comparativement au glucose. Tous les glucides sont ensuite positionnés sur une échelle allant de 0 à 100, en fonction de la hausse de la glycémie après leur absorption.

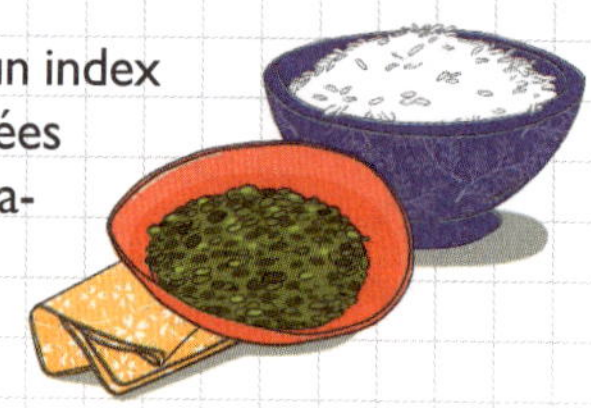

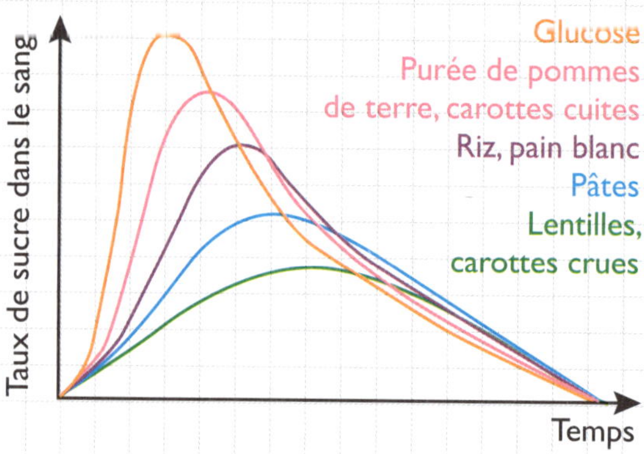

Pourquoi les IG bas permettent de perdre du poids ?

Tout simplement parce que l'insuline est aussi l'hormone qui permet la mise en réserve des graisses ! Plus la sécrétion d'insuline est importante, plus le risque de stockage des graisses est élevé… Le but est donc de limiter au maximum cette sécrétion pour inverser la tendance et déstocker ces graisses (et dégommer cette satanée cellulite !).

Trier les glucides, ça sert à quoi ?

Vous l'avez compris, Les aliments à IG élevé entraînent dans l'organisme une sécrétion plus importante d'insuline. Voyons de plus près ce que cela implique…

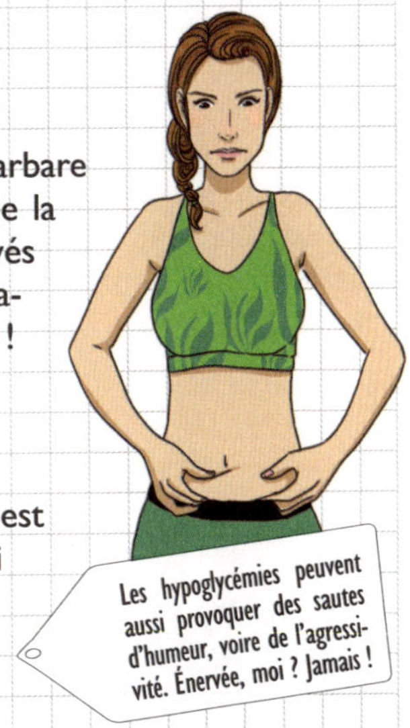

Vous avez dit « brûle-graisse » ?

L'insuline active un processus appelé « lipogenèse », terme barbare qui signifie tout simplement « fabrication des graisses » et bloque la « lipolyse », qui est le processus inverse. Autrement dit, les IG élevés favorisent le stockage (et la formation des petits bourrelets disgracieux) alors que les IG bas auraient plutôt un effet « brûle-graisse » !

Plus de peps !

Le pic d'insuline créé par les aliments à index glycémique élevé est suivi d'une baisse brutale de la glycémie (hypoglycémie), ce qui entraîne généralement des compulsions sucrées ou d'affreuses fringales dont on peut difficilement se défaire sans avoir englouti la moitié d'un paquet de biscuits ou la plaquette de chocolat qui traînait dans le placard…
Cette baisse de la glycémie entraîne aussi souvent un coup de pompe à distance des repas. Voilà pourquoi, après avoir mangé des tartines de confiture au petit déjeuner (IG élevé), on se retrouve vers 11 heures complètement vidée d'énergie !

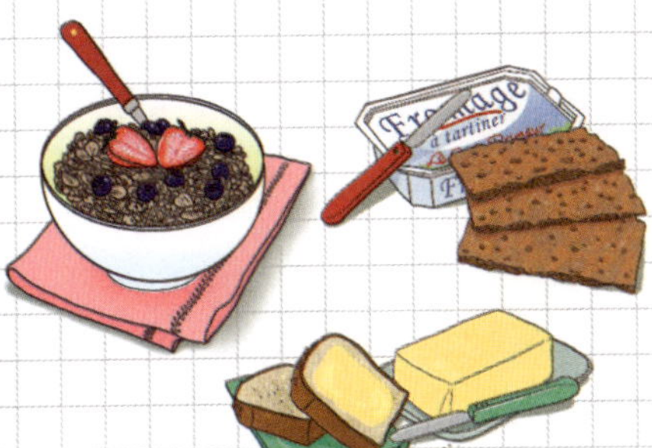

Mini-quiz : l'en-cas idéal anti-fatigue

Pour éviter le fameux coup de pompe de 11 heures, que choisissez-vous au petit déjeuner ?

- ❑ Du pain intégral avec du beurre
- ❑ Des Wasa® fibres avec du fromage à tartiner
- ❑ Du müesli sans sucre avec du yaourt

Réponse : les trois solutions sont possibles (IG bas) !

En triant correctement vos glucides, vous consommez plus d'aliments riches en nutriments essentiels (vitamines, oligo-éléments, composés antioxydants), et moins d'aliments industriels, vides de tout intérêt nutritionnel. Voilà qui va vous donner du pep's !

C'est prouvé : une alimentation à IG bas permet d'améliorer les performances sportives. Ça tombe bien, vous allez bientôt devenir addict au sport !

Une santé de fer !

Adopter une alimentation à IG bas, c'est bon pour la ligne mais aussi pour la santé !

Comment les IG bas nous protègent-ils ?

Les aliments à IG bas limitent les sécrétions abusives d'insuline et préservent ainsi le pancréas sur le long terme. Les risques de développer un diabète sont donc réduits. Côté cœur, grâce aux IG bas, le taux de mauvais cholestérol (celui qui a tendance à encrasser nos artères) est diminué, tout comme le risque de développer une maladie cardio-vasculaire. Il ne vous reste plus qu'à troquer votre vieille baguette insipide (IG > 70) par un bon pain complet au levain (IG = 45 à 50), riche en parfums, à la mie moelleuse et à la croûte bien croustillante !

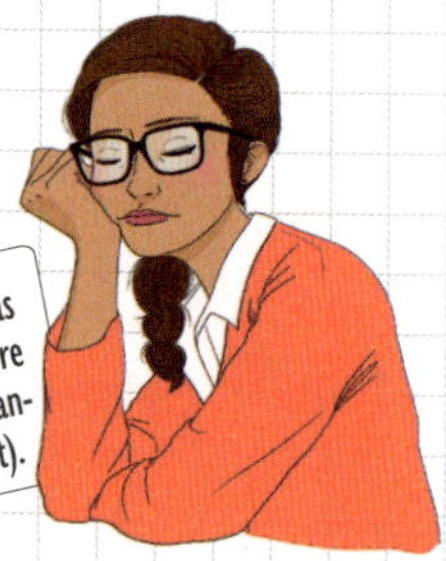

Une alimentation à IG bas permet aussi de réduire l'incidence de certains cancers (du sein notamment).

Mieux dans ma peau, en triant les glucides…

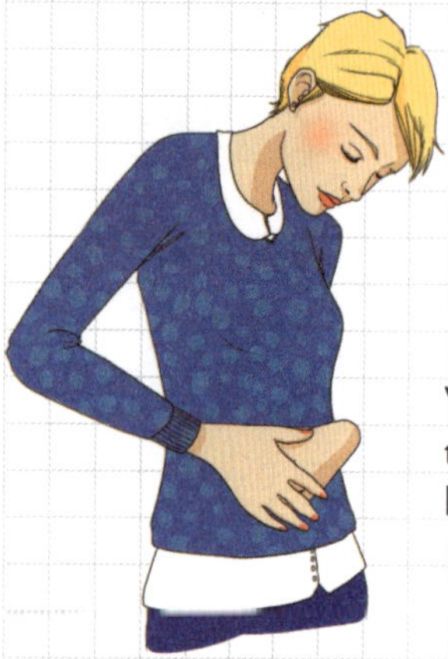

Une peau lisse, un teint lumineux, sans petits boutons ni points noirs… Le rêve de toute femme ! Bonne nouvelle : la solution est à portée de main car le coupable n'est ni le beurre ni le chocolat, mais encore une fois… l'insuline ! Sécrétée en quantité importante, elle accentue la production de sébum, point de départ de l'acné et autres petits boutons disgracieux.

Vous êtes souvent ballonnée ? Votre transit est tantôt au point mort, tantôt débridé ? Voilà des symptômes qui peuvent nettement s'améliorer en triant les glucides ! Si vous troquez les céréales raffinées par des céréales complètes et des légumes verts, vous consommerez plus de fibres, de magnésium et d'oligoéléments… Votre ventre va retrouver le sourire et vous aussi !

Maigrir avec les IG : comment ça marche ?

Comment procéder, en pratique ? C'est très simple : il suffit de privilégier la consommation d'aliments à IG bas et même très bas au quotidien (et c'est tout, ou presque !). Les aliments à IG moyen doivent être consommés de façon ponctuelle et ceux à IG élevé ne devraient plus se trouver dans vos placards !

IG très bas : < 35
IG bas : 36 à 50
IG moyen : 51 à 70
IG élevé : > 70

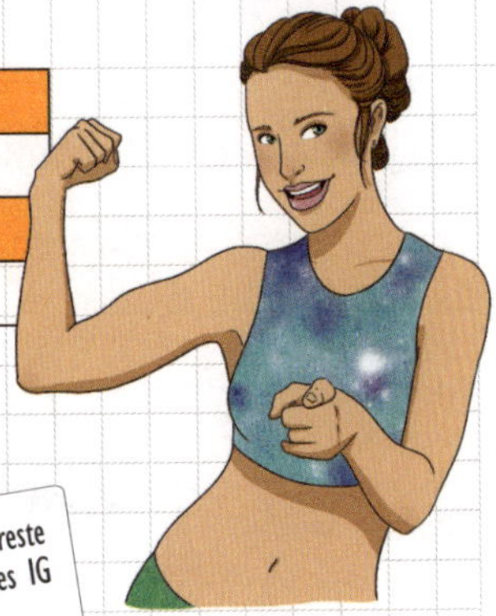

Certains aliments ont un IG nul (IG = 0) tout simplement parce qu'ils ne contiennent pas de glucides. Il s'agit des fromages, des viandes (rouge, blanche, volaille, abats…), des poissons, des œufs, des charcuteries et des matières grasses (beurre, crème, huile…). Ces aliments contiennent des protéines et/ou des graisses, parfois en quantité importante (et pas toujours de « bonnes » graisses). N'oubliez pas vos objectifs : déstocker les graisses. Commencez donc par limiter leur consommation !

L'équilibre alimentaire reste de mise, même avec les IG bas !

Un programme en 3 phases

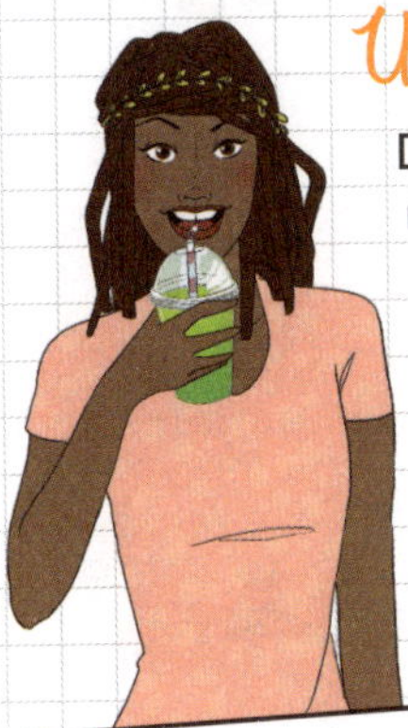

Dans les pages qui suivent, vous repérerez en un clin d'œil les principaux aliments et ingrédients de cuisine avec leur IG, afin de faire vos choix selon vos goûts et de composer facilement vos menus.

Dans un premier temps (1re phase), je vous guiderai avec des menus et des recettes intégrant uniquement des IG < 35, histoire de mettre un bon coup de « starter » à votre chaudière.

Ensuite, vous passerez à une 2e phase plus tranquille, où vous intégrerez les aliments à IG compris entre 36 et 50. C'est la phase de croisière pendant laquelle votre chaudière passe en mode « automatique ». La perte de poids sera plus douce, mais comme on dit, « mieux vaut lentement et sûrement » !

Cette 2e phase peut comporter 1 repas joker par semaine.

Lorsque vous aurez atteint vos objectifs, vous passerez en phase de stabilisation. Cette dernière phase permet davantage de fantaisies, c'est celle que vous suivrez « dans la durée » puisqu'il s'agit d'un équilibre alimentaire.

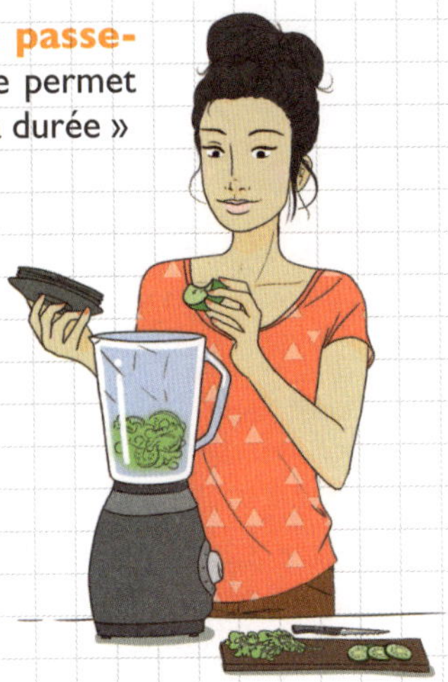

En bref…

Phase 1 (2 semaines) : IG < 35.
Phase 2 (le temps nécessaire à votre perte de poids) : IG < 50 avec 1 cheat meal par semaine.
Phase 3 (stabilisation) : IG < 50 avec davantage d'écarts.

L'IG des aliments

IG très bas (< 35)	IG bas (compris entre 35 et 50)
Abricot frais et sec Amandes* Amarante Avocat* Banane verte Baies rouges : framboises, fraises, mûres, groseilles, cassis, myrtilles… Cacao sans sucre Céréales germées Chocolat noir à 70 % de cacao* Compotes de fruits sans sucres ajoutés Coulis de tomates Farine d'orge, de pois chiches, de soja Fromages*, fromage blanc, faisselle Fructose en poudre Fruits frais : pomme, poire, orange… sauf melon, kiwi, litchi, pastèque, banane mûre Konjac (perles, pâtes) Lait de soja sans sucres ajoutés Lait de vache Légumes frais : artichaut, poireau, chou, courgette… sauf potiron, carotte cuite, betterave cuite, panais Légumes secs : lentilles, flageolets, pois chiches, haricots rouges, blancs, noirs… Matières grasses : huile, beurre, crème* Miel d'acacia Moutarde Noix, noix de coco et noisettes* Œufs Olives* Orge mondé et perlé Pain Essène® (pain de céréales germées) Pain intégral Montignac Poissons et produits de la mer Quinoa Sirop d'agave Son de blé et d'avoine Sucre de coco et de bouleau (xylitol) Tofu/soja Tomate Vermicelles de blé et de soja Viandes et volailles Yaourt nature (animal ou au soja) Wasa® fibres	Banane jaune Blé type Ébly® Boulgour complet Carotte cuite Céréales de type All-Bran® Cidre Compote de fruits allégée en sucre Épeautre intégral (farine, grains) Farine de blé intégrale (type 150) Farine de Kamut® intégrale Fève crue Figue sèche Flocons d'avoine (non cuits) Fruits au sirop : abricot, ananas, poire… Kaki Kamut® (farine, grains) Kiwi Jus de fruits sans sucres ajoutés : ananas, orange, pamplemousse, pomme, raisin Lait de coco* Litchi Müesli complet sans sucres ajoutés Pain azyme à la farine intégrale Pain de Kamut® Pain d'épeautre intégral Pain intégral au levain Pain Pumpernickel® (pain noir allemand) Patate douce Pâtes complètes Petits pois en conserve Pruneaux Raisin Riz sauvage Riz basmati Riz complet Sarrasin (farine et grains) Semoule de couscous complet Spaghettis cuits *al dente* Wasa® léger

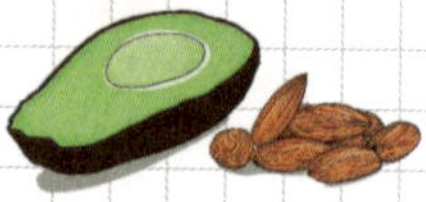
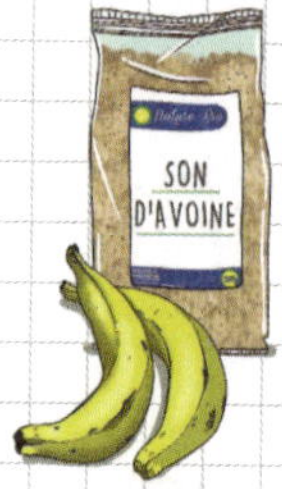

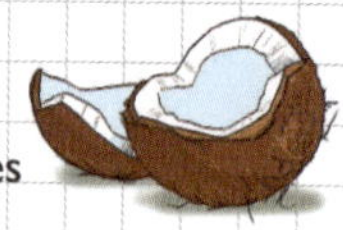
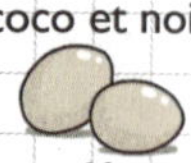
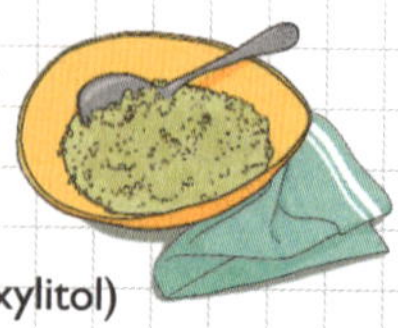
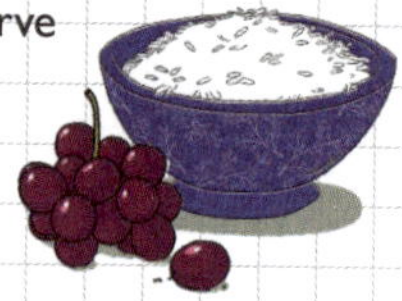
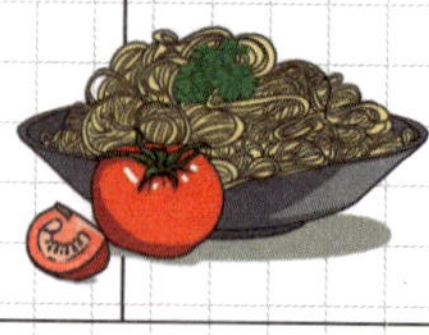
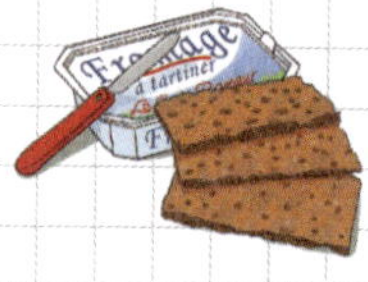

IG moyen (compris entre 50 et 70)	IG élevé (> 70)
Banane bien mûre	Bagel
Betterave cuite	Baguette blanche
Biscuits sablés*	Banane plantain cuite
Céréales du petit déjeuner « ligne »	Barres chocolatées*
Châtaignes	Bière
Chips*	Biscottes ordinaires
Crème glacée*	Biscuits classiques*
Croissant*	Brioche*
Dattes	Céréales du petit déjeuner sucrées
Farine de blé complète (type 110)	Citrouille
Fève cuite	Farine de blé blanche (type 55)
Flocons d'avoine cuits	Fécule de pomme de terre
Galettes de riz	Frites*
Ketchup	Glucose/sirop de glucose
Maïs en grains	Gnocchis
Mangue	Maïzena®
Manioc	Millet
Melon	Navet cuit
Miel (sauf acacia)	Pain blanc sans gluten
Nèfles	Pain de mie très blanc
Nouilles de riz	Pain pour hamburger
Pain azyme	Panais
Pain au lait et au chocolat*	Pastèque
Pain complet	Pilpil de blé
Papaye	Polenta
Pâtes à lasagnes	Pomme de terre cuite à l'eau, à la vapeur et au four
Pâtes bien cuites	Pop-corn salé/sucré
Pizza*	Potiron
Pomme de terre en robe des champs	Purée de pommes de terre « maison »
Raisins secs	Purée à base de flocons
Raviolis	Riz à cuisson rapide
Riz blanc standard	Riz au lait (sucré)
Riz parfumé au jasmin	Sirop de glucose, de blé et de maïs
Semoule de couscous	Sucre de table (poudre/morceaux/roux)
Sirop d'érable	Tacos
Sorbets	Tapioca

Attention : les aliments suivis d'un astérisque sont riches en graisses = à consommer avec modération donc !

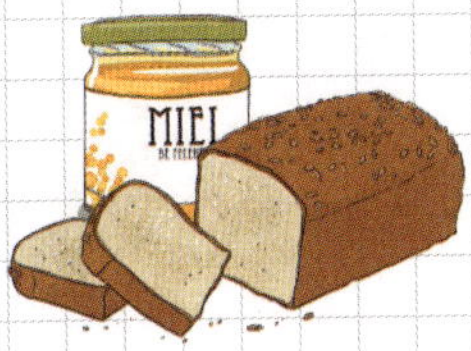

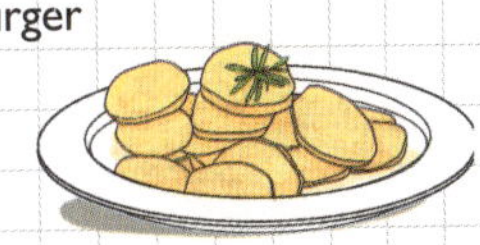

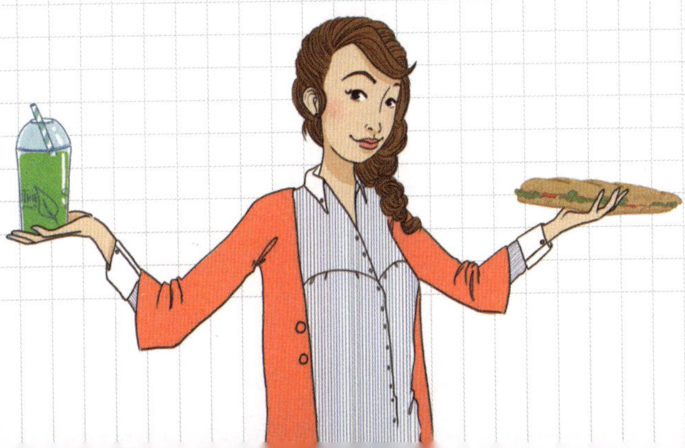

Tout ce que vous devez savoir sur les IG

L'index glycémique n'est pas une valeur fixe : il diffère parfois selon la variété, la cuisson ou la façon dont l'aliment est consommé ou accompagné. Si cela peut représenter un « défaut », je vous propose plutôt d'en faire un atout !

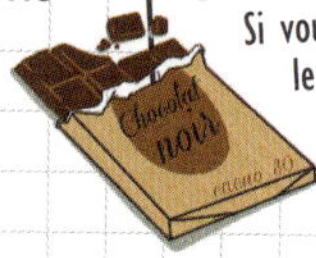

Du noir, sinon rien !
Si vous aimez le chocolat (ou en raffolez !), préférez le chocolat noir à 70 % de cacao (IG = 25) au chocolat au lait (IG > 50).

Les variétés de céréales sont inégales

Si vous aimez le riz et que vous avez entendu dire que son IG est élevé, j'ai une bonne nouvelle : oui, le riz de Camargue a effectivement un IG élevé (60), mais pas le riz basmati et encore moins le riz basmati complet (45).
De même, préférez les spaghettis (IG = 45) aux nouilles (IG = 70) et autres types de pâtes : leur amidon est plus résistant à la cuisson, ce qui réduit leur IG.

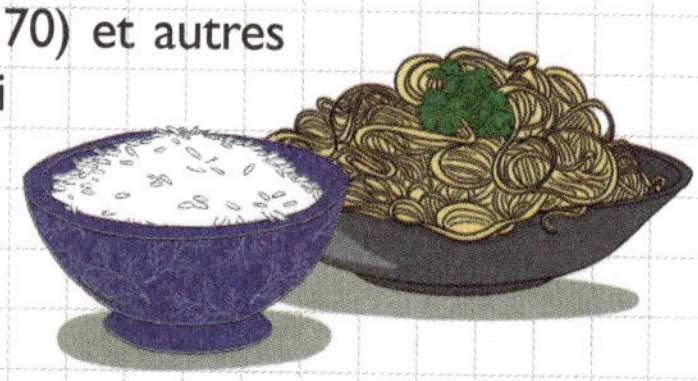

Choisissez le bon mode de cuisson !

Les pâtes cuites *al dente* ont toujours un IG plus faible

Regardez bien sur le paquet de pâtes le temps indiqué pour respecter ce temps de cuisson, ou même le réduire un peu (ça croque légèrement sous la dent !).

Les pommes de terre ont un IG élevé

Au mieux de 70 quand elles sont cuites à l'eau, au pire de 95 quand elles sont frites ! Mais il existe une astuce pour réduire leur IG : les manger en salade. Consommées froides, l'amidon qu'elles contiennent devient légèrement résistant lors de la digestion, ce qui réduit leur IG. Si vous voulez avoir la frite, mangez des patates froides !

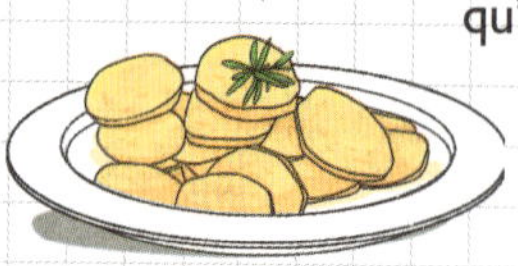

La charge glycémique : une notion à ne pas négliger !

La charge glycémique, c'est la combinaison entre l'IG et la quantité de glucides d'un aliment. Par exemple, la pastèque a un IG très élevé (75) mais sa teneur en glucides est faible (6 à 8 % seulement). Sa consommation a donc un impact modéré sur la glycémie, contrairement aux frites dont l'IG est très élevé (95) et la teneur en glucides bien plus importante (20 %).

Un aliment qui combine IG élevé et forte teneur en glucides doit être consommé en très petite quantité (ou carrément zappé si on veut perdre du poids).

Je choisis bien mes aliments de base

Vous savez maintenant que le choix des céréales/féculents est important car tous ne se valent pas ! Voici un petit récapitulatif utile…

À la place…	IG	Je choisis plutôt…	IG
Du pain blanc	70	Du pain intégral au levain	45
Du riz blanc parfumé	70	Du riz basmati complet Du riz complet	45 50
De la semoule blanche	60	Du quinoa Du boulgour complet De la semoule intégrale Des grains de sarrasin	35 45 45 50
Des nouilles bien cuites	70	Des spaghettis cuits *al dente*	45
Des pommes de terre	> 70	Des patates douces	50
De la farine de blé blanche (type 55)	85	De la farine de blé intégrale (type 150) De la farine complète d'épeautre De la farine d'orge De la farine de sarrasin (blé noir) De la farine de pois chiches De la farine de coco De la farine de soja	45 45 30 50 35 35 25
Des biscottes ordinaires	70	Des Wasa® fibres Des biscottes à la farine intégrale	35 < 50
Des céréales (pétales de blé ou de maïs, complet ou non, même sans sucre)	> 60	Des flocons d'avoine, de quinoa, de sarrasin… Du müesli floconneux sans sucres ajoutés	< 50 50

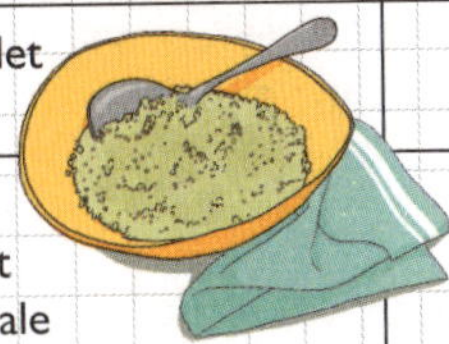

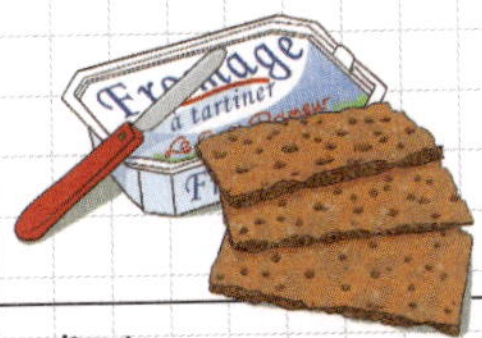

Quelle différence entre pain complet et pain intégral ?

Bien souvent, on confond le pain intégral avec le pain complet : le premier est in-té-gra-le-ment fait avec de la farine intégrale (type 150) tandis que le pain complet est généralement un mélange de farine blanche et complète, ou même de farine blanche et de son de blé, ce qui ne permet pas de faire baisser l'IG du pain… À bon entendeuse !

Petite astuce : lisez la liste des ingrédients… Si vous achetez du pain complet emballé, vérifiez bien le pourcentage de farine complète sur l'étiquette. Vous serez fixée !

Pourquoi choisir du pain au levain ?

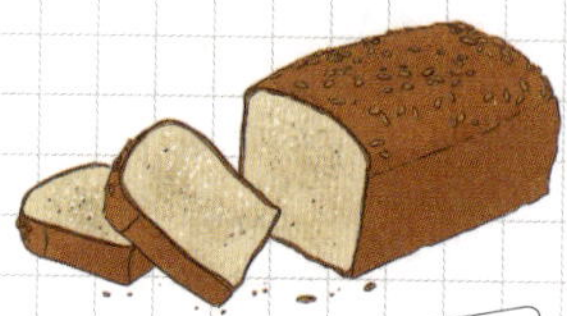

Le levain, contrairement à la levure de boulangerie, permet d'acidifier le pain, ce qui réduit son IG. Par ailleurs, le levain permet de mieux assimiler les éléments nutritifs du pain intégral (magnésium, calcium…). Reconnaissable à son parfum et à son goût particuliers (dont vous ne pourrez plus vous passer dès que vous l'aurez goûté), le pain au levain se conserve aussi plus longtemps (fini, le pain tout sec dès le lendemain matin !). Pour en trouver, dirigez-vous vers les boulangeries qui proposent des pains « à l'ancienne ».

Demandez à votre boulanger si son pain est fait avec du levain ou bien de la levure de boulangerie.

Pourquoi les céréales « sans sucres ajoutés » ont-elles un IG très élevé ?

Pétales de blé complet, pétales de maïs, riz soufflé… toutes ces céréales du petit déjeuner ont un IG désastreux, même sans sucres ajoutés, et même celles qui affichent « au blé complet » ! En cause : leur procédé de fabrication qui fait exploser le grain d'amidon… et en même temps leur IG !

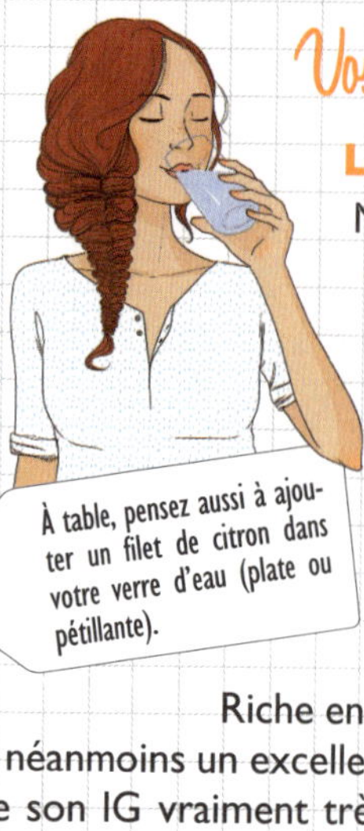

Vos armes secrètes

Le citron, un aliment magique

Non seulement il est riche en vitamine C et en composés antioxydants, stimule le système immunitaire, est anti-inflammatoire et anti-cancéreux…, mais il permet aussi de réduire d'environ 25 % l'IG d'un repas au cours duquel il est consommé ! Vous mettrez bien un filet de citron sur votre poisson ou sur votre assiette de crudités ?

À table, pensez aussi à ajouter un filet de citron dans votre verre d'eau (plate ou pétillante).

Le son d'avoine, coupe-faim parfait

Il a été mis au goût du jour lors d'un célèbre régime hyperprotéiné (mais désastreux pour la santé et pour la ligne à moyen terme). Riche en fibres solubles qui gonflent au contact d'un liquide, le son d'avoine reste néanmoins un excellent coupe-faim, sans parler de son IG vraiment très bas ! Une cuillerée à soupe ajoutée à un laitage (fromage blanc, yaourt de vache ou végétal) permet de calmer les petites faims entre les repas. Il peut aussi être intégré à de nombreuses recettes (crêpes, quiches, cakes…).

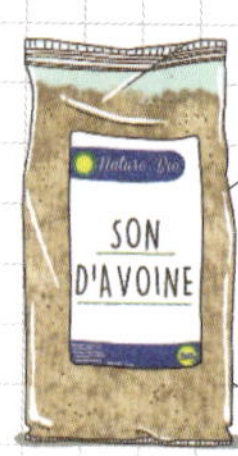

Attention : par rapport au son d'avoine, le son de blé ne contient pas les mêmes fibres (ces dernières sont insolubles et agissent davantage sur le transit intestinal).

Je choisis les bons sucres

« Le sucre, c'est tabou, on en viendra tous à bout… » Enfin, on n'est pas obligé de tout supprimer non plus ! Consommé en petite quantité, il ne fait pas de mal, à condition de bien le choisir ! Commencez par remiser au placard le sucre blanc en morceaux, en poudre, glace, liquide, cassonade, roux (si si !)… dont l'IG est bien trop élevé, et choisissez plutôt les sucres ci-dessous…

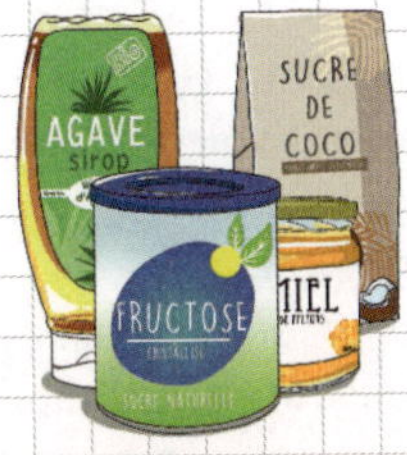

Mes sucres naturels à IG bas	IG	Caractéristiques
Le miel d'acacia	30	Couleur claire, parfum délicat, goût assez discret Riche en fructose S'utilise à froid et à chaud
Le sucre de coco	25	Existe en poudre et en sirop Saveur assez prononcée de rhum ou de caramel S'utilise à froid et à chaud
Le sirop d'agave	15	Existe en sirop et en poudre Goût neutre Pouvoir sucrant plus élevé que le sucre ordinaire Riche en fructose S'utilise à froid et à chaud
Le fructose cristallisé	20	Goût neutre Pouvoir sucrant plus élevé que le sucre ordinaire S'utilise à chaud et à froid
Le sucre de bouleau (xylitol)	8	S'utilise à froid et à chaud Pouvoir sucrant qui augmente à la cuisson Consommé à haute dose, peut entraîner des troubles du transit (diarrhée) Anti-caries
Stévia (de préférence brute, de couleur verte)	0	Édulcorant naturel N'apporte pas de glucides ni de calories Arrière-goût de réglisse (on aime… ou pas !) S'utilise de préférence à froid

La bonne quantité
20 à 30 g maximum par jour de sucre à IG bas, ajouté dans les desserts, les boissons ou les gâteaux

Même les sucres naturels à IG bas ont leurs petits défauts : certains sont laxatifs, d'autres sont riches en fructose dont l'excès est transformé en graisses et stocké autour de la ceinture abdominale, ce qui augmente les risques de diabète ou de maladie cardiaque. Voilà pourquoi il ne faut pas en abuser… et les varier. Nos préférés : sirop d'agave, miel d'acacia et sucre de coco. Et vous ?

Que penser des édulcorants ?

Les édulcorants de synthèse (aspartame, saccharine…) n'apportent pas de glucides et ont donc un IG nul. Mais ces substances chimiques, aux effets douteux pour la santé, sont peu recommandables, oubliez-les !

Mes sucres préférés

....

....

J'allège mes repas en graisses

Après les glucides (sucres), qu'en est-il des graisses ? Si vous êtes abonnée aux régimes, vous devez avoir l'habitude de les traquer… Pourtant, affirmons-le haut et fort : ce ne sont pas les graisses qui sont responsables de l'épidémie d'obésité en Europe et aux États-Unis ! Sans compter que les graisses jouent des rôles importants dans l'organisme et qu'elles véhiculent les saveurs dans l'assiette : un plat sans gras n'est ni appétissant ni goûtu ! Il n'est donc pas question de les supprimer !

Mais, comme toujours, le « trop » est aussi nocif que le « pas assez ». D'ailleurs, les graisses sont généralement excédentaires dans nos assiettes !

Les bons repères

Un bout de saucisson par-ci, un morceau de fromage par-là, du beurre dans les pâtes, quelques chips à l'apéro… Voilà comment on en arrive à manger trop de graisses, saturées ou non, qui finissent inéluctablement en capitons sur notre silhouette. Alors, mettez-y un bon coup de frein !

Quelques repères pour éviter d'en abuser

Le beurre → 1 belle noix pour le petit déjeuner

L'huile → l'équivalent de 1 à 2 cuillerées à soupe midi et soir

Le fromage → 1 portion par jour (30 g)

La charcuterie (saucisson, pâté, merguez…) → 1 fois par semaine

La viande rouge → 2 fois par semaine

Les plats pâtissiers (quiche, pizza…) → 1 fois par semaine

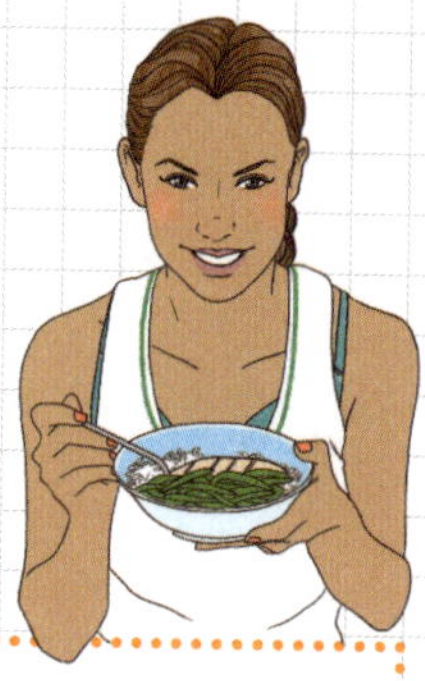

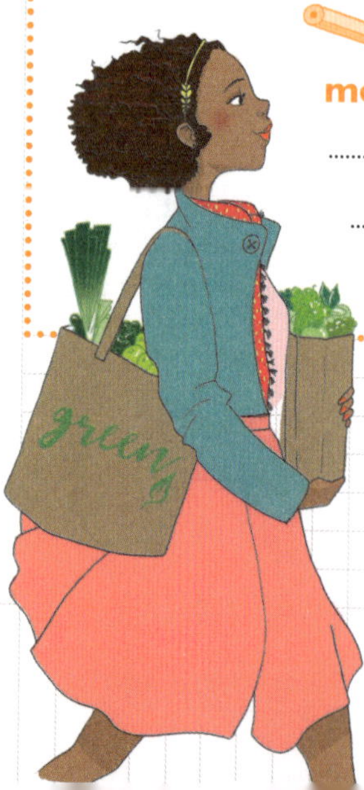

Je note ce que je dois modifier dans mon alimentation pour éviter les excès de graisses…

……………………………………………………………………………

……………………………………………………………………………

……………………………………………………………………………

Connaissez-vous les teneurs en graisses des aliments ?

Pour parfaire vos connaissances, amusez-vous avec ces petits jeux…

Reliez les aliments ci-dessous avec leur teneur en graisses

L'huile de tournesol •	• 82 % de graisses
Les rillettes •	• 40 % de graisses
La crème fraîche •	• 65 % de graisses
L'avocat •	• 100 % de graisses
Le beurre •	• 14 % de graisses
Les noix •	• 30 % de graisses

Solutions : Huile de tournesol : 100 % ; rillettes : 40 % ; crème fraîche : 30 % ; avocat : 14 % ; beurre : 82 % ; noix : 65 %.

Complétez les phrases ci-dessous avec « plus », « moins » ou « aussi »

- ✔ L'huile d'olive est .... grasse que l'huile d'arachide.
- ✔ Le saucisson est .... gras que le foie gras.
- ✔ Le beurre est .... gras que la margarine.
- ✔ Le gruyère est .... gras que le camembert
- ✔ Les chips sont .... grasses que les cacahuètes

Solutions : L'huile d'olive est aussi grasse que l'huile d'arachide. Le saucisson est moins gras que le foie gras. Le beurre est aussi gras que la margarine. Le gruyère est plus gras que le camembert. Les chips sont moins grasses que les cacahuètes.

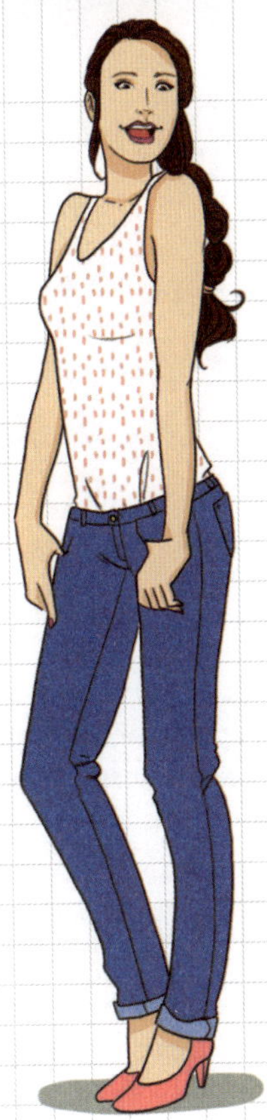

Bien choisir ses graisses

Tout est question de qualité, comme pour les sucres ! Les graisses insaturées, que l'on trouve dans les huiles végétales, les poissons, les graines (noix, amandes, noisettes, graines de sésame…) sont à privilégier pour leurs effets protecteurs vis-à-vis des maladies cardio-vasculaires. En revanche, les graisses saturées, présentes dans les viandes, le beurre, les charcuteries, les plats pâtissiers ou le fromage, ont plutôt tendance à encrasser nos artères car nous en consommons beaucoup… trop ! Là encore, tout est question d'équilibre et de proportions. Pour inverser la tendance, pensez à intégrer du poisson à vos menus 2 fois par semaine et enlevez le « gras visible » des viandes (oui, même la peau bien grillée du poulet qui croustille sous la dent !).

Je mise sur le végétal !

- À l'apéro, troquez le saucisson et les biscuits salés riches en beurre par des amandes grillées, des noix et des petits légumes à croquer.
- En cuisine, misez sur la crème de soja, son goût se camoufle dans les préparations !
- Pour vos assaisonnements, alternez les huiles : olive, colza, noix, et jouez la carte de l'originalité avec les huiles de sésame, de noisette ou d'avocat !

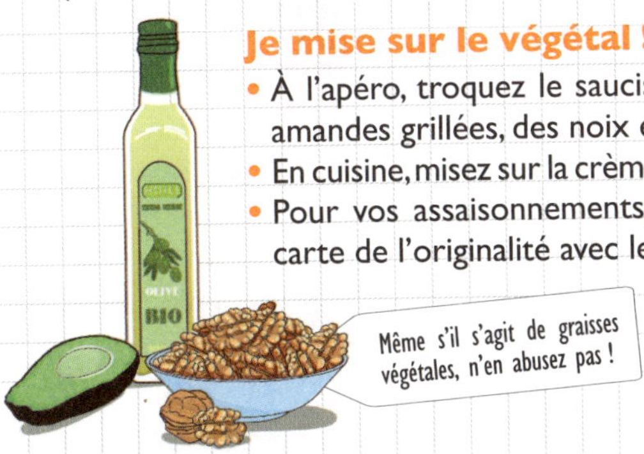
BIO
Même s'il s'agit de graisses végétales, n'en abusez pas !

Chapitre 4

Une silhouette plus mince et élancée

Une jolie silhouette sans pratiquer d'activité physique, c'est encore possible lorsqu'on a 18 ans, mais après, mesdemoiselles, il faut s'activer un minimum ! Et puis bouger, c'est bon pour lutter contre le stress et pour être en forme et pleine d'énergie… alors, on se lève du canapé et on se bouge les fesses !

Mon programme d'entraînement à la maison

Le running, ce n'est vraiment pas votre truc… Et puis vous n'avez pas forcément le temps, entre le travail, les courses, la cuisine… Vous avez bien essayé l'abonnement à la salle de sport, mais vous ne passez pas le cap des trois mois !
Si vous vous reconnaissez dans cette description, ce programme d'entraînement complet vous séduira : simple et efficace, vous pouvez vous y consacrer quand vous le souhaitez, à la maison, sans matériel particulier, progressivement et à votre niveau !

Ce programme a été réalisé avec l'aide de Christian Laurence, coach sportif à Toulon depuis 20 ans, il entraîne des sportifs confirmés et amateurs avec passion !

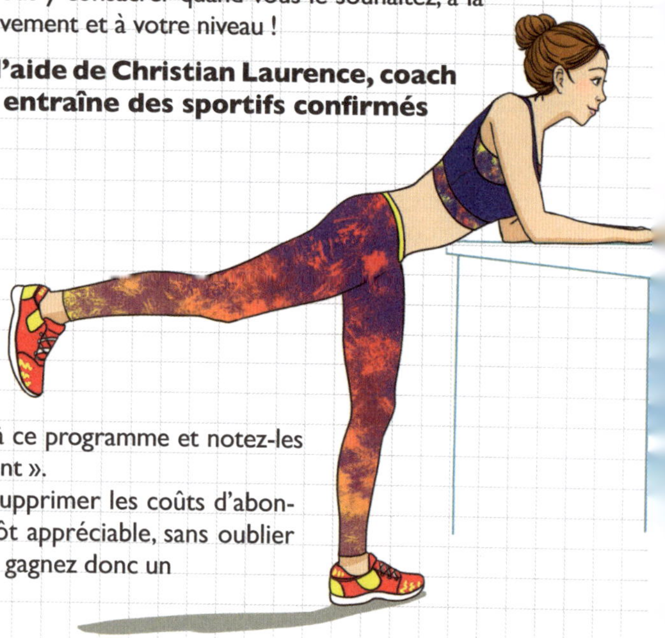

Vive l'entraînement à la maison !

À la maison, vous décidez vous-même de vos horaires d'entraînement. C'est un énorme avantage, mais aussi un risque : il est très facile de se défiler au dernier moment, par manque de temps ou de motivation. Prévoyez donc les plages horaires où vous pouvez vous consacrer à ce programme et notez-les sur les pages « Mon planning d'entraînement ».
S'entraîner à la maison permet aussi de supprimer les coûts d'abonnement à la salle de gym, ce qui est plutôt appréciable, sans oublier que vous n'avez pas à vous déplacer : vous gagnez donc un temps précieux.

Un programme complet

Le programme proposé est progressif : vous commencerez par du **cardio-training** (semaines 1 et 2), puis enchaînerez avec des **exercices de gainage** (semaines 3 et 4) pour finir avec des **exercices de musculation** (semaines 5 et 6).

Mes objectifs body slim :

....

....

Le programme est modulable : si vos objectifs sont plutôt de tonifier votre silhouette, vous pouvez décider de consacrer davantage de temps au gainage (chapitre 5) et de réduire celui dédié à la musculation.

Des conseils nutrition et des menus vous accompagnent tout au long de votre programme de remise en forme : ils optimiseront vos objectifs silhouette et vous aideront à garder de bonnes habitudes alimentaires sur le long terme.

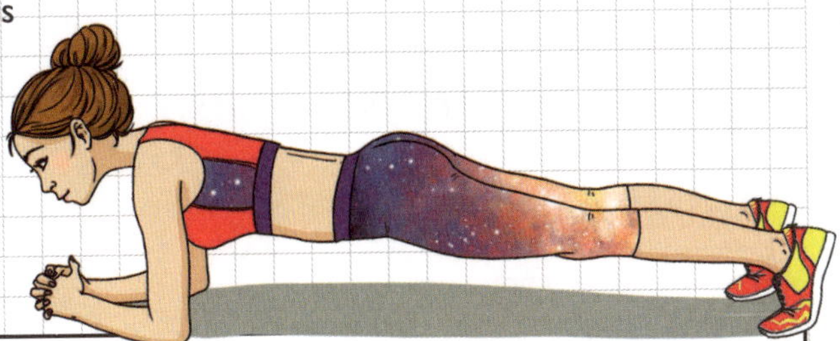

Voici le programme de **vos 2 premières semaines** d'entraînement, avec des exercices de cardio-training. L'objectif ? Sécher votre silhouette !

Je brûle mes graisses de réserve grâce au cardio-training

Le cardio-training, c'est le travail de l'endurance. S'il permet de renforcer le muscle cardiaque et de mieux réguler son rythme, il permet aussi de puiser dans les graisses de réserve, et donc d'affiner votre silhouette.

Je booste mes dépenses énergétiques

Plus l'activité physique est gourmande en énergie, plus vous brûlez des calories, sous forme de glucides et lipides ! Si vous adoptez une alimentation saine en complément, vous vous affinez.

C'est bien connu, le sport augmente les dépenses énergétiques : votre chaudière se met en mode « pulsé » ! Mais comment ça marche ?
Les muscles qui travaillent consomment en priorité du glucose, présent dans le sang, ainsi que dans le foie et les muscles, sous forme de glycogène.
Dans un deuxième temps, quand les réserves de glucose et de glycogène diminuent, l'organisme puise dans les graisses de réserve et les « brûle » pour fournir du carburant aux muscles : c'est la lipolyse. En puisant dans les réserves de graisses, vous perdez du poids et vous vous affinez !

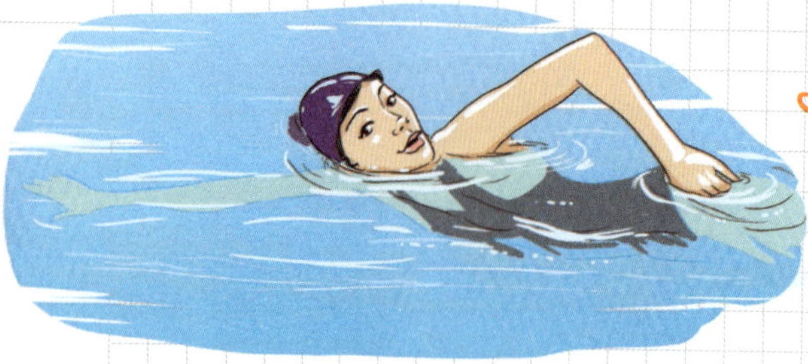

L'effet brûle-graisse

L'objectif est donc de forcer l'organisme à puiser rapidement dans les graisses de réserve : ceci est possible lorsqu'on sollicite plusieurs groupes musculaires (en variant les exercices par exemple au cours d'une même séance).

Le bon rythme (fréquence cardiaque optimale) : être capable de tenir une conversation pendant l'effort.

En ce qui concerne les activités d'endurance, pratiquez-les à votre rythme, car les efforts intenses ne permettent pas de brûler davantage de graisse. Mieux vaut prolonger la séance !

Mes exercices de cardio-training

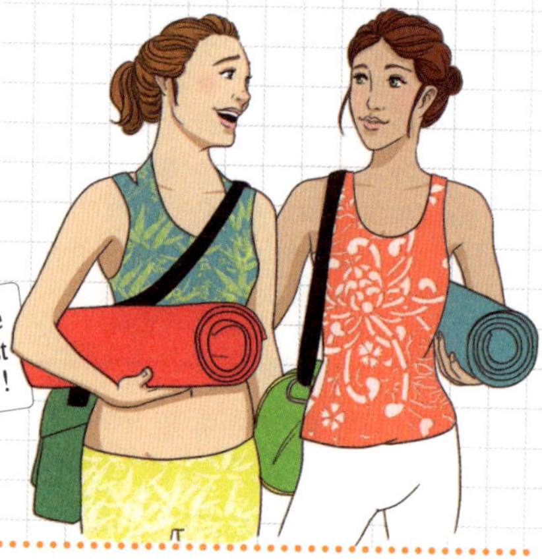

Une séance ludique, agréable... et efficace !

Vous savez bien comment ça se passe : vous êtes toujours très motivée au début, et au fur et à mesure que le temps passe, votre motivation s'amenuise, vous trouvez les exercices ennuyeux et vous finissez par tout laisser tomber ! Pour rendre votre séance de sport agréable et ludique, et tenir sur la durée, rien de tel que la musique : rock, électro... peu importe le style à partir du moment où il vous donne envie de bouger !

Entraînez-vous avec une amie : à deux, on est toujours plus motivées !

Enfilez vos baskets (investissez dans une paire toute neuve au besoin) et une tenue confortable, même si votre première séance ne dépasse pas 20 minutes : c'est important d'instaurer un rituel qui vous conditionnera à faire du sport.

Tous les exercices proposés font travailler plusieurs groupes musculaires : les cuisses, les mollets, les abdominaux, les épaules, le dos et, bien sûr, le muscle cardiaque. Pensez à bien souffler ! L'intensité de l'effort varie au cours du même circuit et d'un circuit à l'autre, ce qui permet de progresser plus rapidement.

Je note ma playlist préférée :

....

....

....

....

....

Pour progresser, un minimum **de 3 séances hebdomadaires** est requis... À vos agendas !

Je m'échauffe

Avant tout entraînement, pensez à vous échauffer : si vous zappez cette étape, c'est un peu comme si vous enfonciez la pédale d'accélérateur de votre voiture dès le démarrage… Prenez 5 minutes pour sautiller sur place, effectuer quelques mouvements de bras, dérouler les épaules… Vous commencez à transpirer ? Parfait, vous êtes prête !

Circuit cardio n° 1 (niveau débutant)

Vous n'avez pas fait de sport depuis longtemps ? Parlez-en avec votre médecin !

Ces exercices sont très simples et leur intensité plutôt faible. Leur avantage est que vous pouvez les pratiquer à votre niveau : si vous n'avez pas fait de sport depuis longtemps, cela vous permettra de vous y remettre en douceur. Mieux vaut démarrer par des exercices simples et augmenter le niveau de difficulté progressivement que d'attaquer tout de suite par des exercices difficiles qui vous décourageraient en 3 à 4 séances trop dures !

Si vous n'avez pas pratiqué d'activité sportive depuis plusieurs mois (voire plusieurs années) et que vous avez une activité professionnelle sédentaire, commencez la 1re semaine par un entraînement d'environ **20 minutes** en réalisant **2 fois le circuit proposé ci-dessous**.
Si c'est trop difficile, allongez les temps de récupération !
Si c'est trop facile, passez directement au circuit cardio n° 2 !

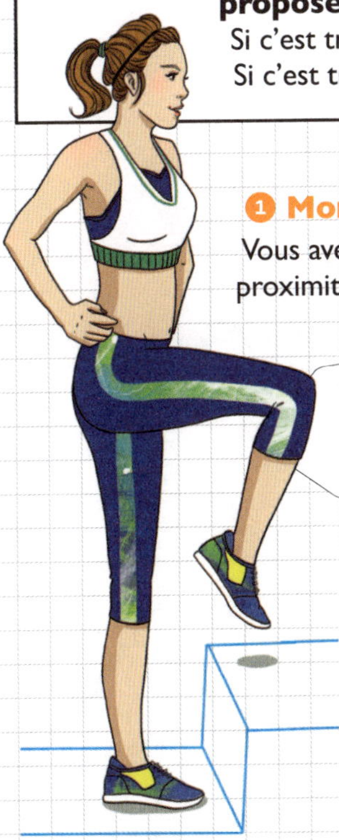

❶ Montée et descente d'escalier

Vous avez des escaliers chez vous ? Oui ? C'est parfait ! Non ? Peut-être à proximité ? Cherchez bien…

Si vous n'avez pas d'escaliers, trottinez, tout simplement, en levant bien les jambes !

Montez et descendez les étages sans forcer, à votre rythme (pas besoin de courir !), en posant bien le pied sur chaque marche.

Durée : minimum 3 minutes + 1 minute de récupération.

Le nombre de répétitions correspond au nombre de mouvements identiques réalisés pendant l'exercice.
Le nombre de séries correspond au nombre de fois que vous réalisez le même exercice.
Le temps de récupération correspond au temps de repos entre chaque série.

2 Genoux-poitrine

Debout, le dos bien droit et le ventre rentré (pensez à votre futur ventre plat !), levez vos jambes pliées l'une après l'autre (le genou doit se rapprocher de la poitrine). Ajoutez un mouvement des bras : avec le coude, touchez le genou opposé. Soyez énergique !

Nombre de répétitions : 20 fois de chaque côté + 30 secondes de récupération.

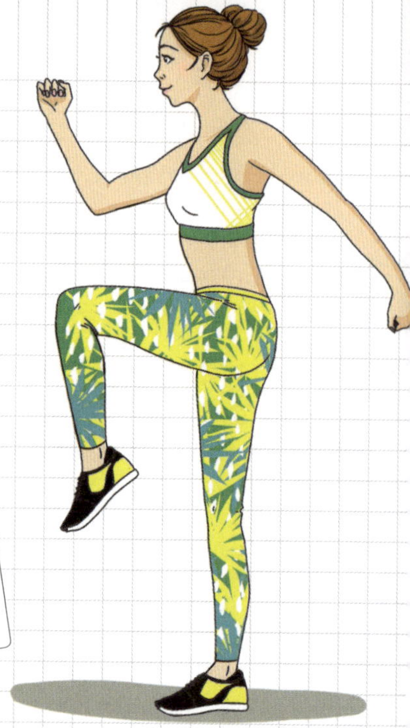

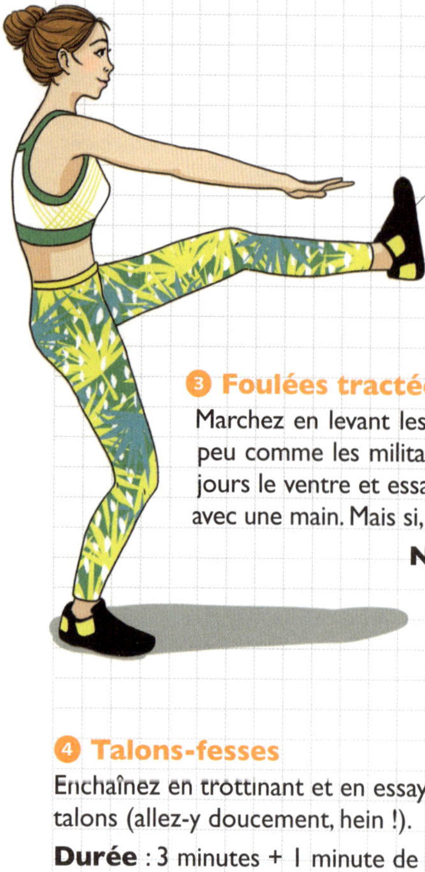

Pendant le temps de récupération, marchez et respirez profondément ! Profitez-en pour boire un peu d'eau si vous en ressentez le besoin.

3 Foulées tractées

Marchez en levant les jambes bien tendues devant vous, un peu comme les militaires lors de leurs parades. Serrez toujours le ventre et essayez de toucher vos pointes de pieds avec une main. Mais si, vous y arriverez !

Nombre de répétitions : 20 fois de chaque côté + 30 secondes de récupération.

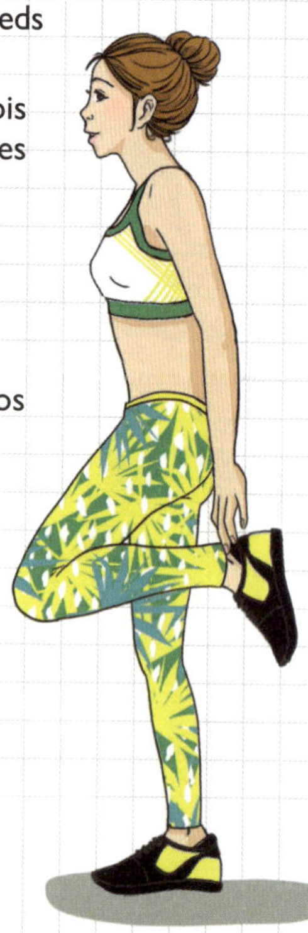

4 Talons-fesses

Enchaînez en trottinant et en essayant de toucher vos fesses avec vos talons (allez-y doucement, hein !).

Durée : 3 minutes + 1 minute de récupération.

Envie de changer ?
Remplacez les talons-fesses par des pas chassés ou des mouvements de danse… Laissez libre cours à votre imagination !

Circuit cardio n° 2 (niveau intermédiaire)

Ce circuit comprend les exercices du circuit n° 1, en intégrant un exercice d'intensité supérieure : le jumping jack. Vous devez être capable de bien le réaliser à la fin de la 1re semaine. Objectif : tenez **25 minutes environ** en réalisant **2 fois ce circuit**.
Prenez 1 minute de récupération après les jumping jack.

1 Montée et descente d'escaliers

À un rythme un peu plus rapide.

Durée : 3 minutes + 30 secondes de récupération.

2 Genoux-poitrine

Nombre de répétitions : 20 fois de chaque côté + 30 secondes de récupération (2 séries).

3 Foulées tractées

Nombre de répétitions : 20 fois de chaque côté + 30 secondes de récupération (2 séries).

4 Talons-fesses

Durée : 3 minutes + 1 minute de récupération.

5 Jumping jack

Debout, le dos bien droit, le ventre rentré et les bras le long du corps, sautez en écartant les jambes et les bras jusqu'à ce que vos mains arrivent à hauteur d'épaules, puis revenez à la position initiale.

Nombre de répétitions : 30 fois + 20 secondes de récupération (2 séries).

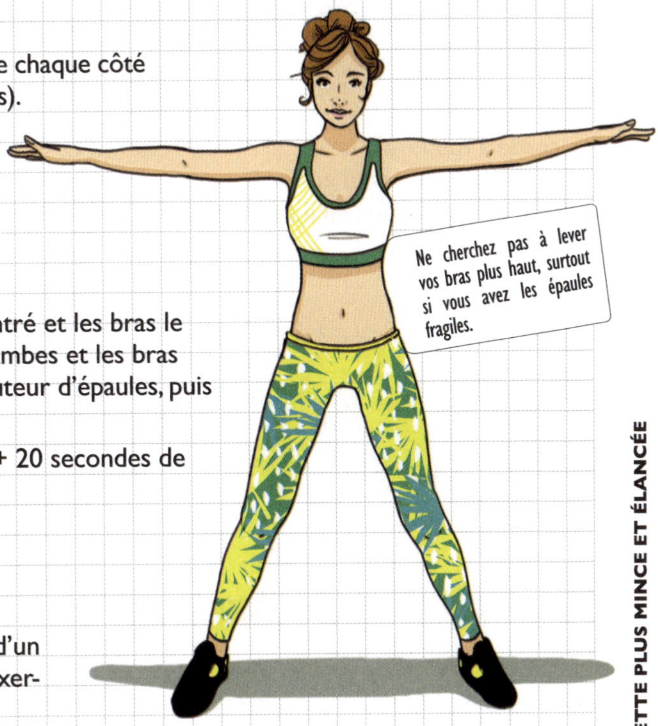

Ne cherchez pas à lever vos bras plus haut, surtout si vous avez les épaules fragiles.

Circuit cardio n° 3 (niveau élevé)

Accrochez-vous : on grimpe encore d'un niveau avec ce circuit qui intègre un exercice plus intense : la corde à sauter.

Objectif : tenez **30 minutes** minimum en réalisant **2 fois ce circuit**.
Faites une pause d'1 minute après la corde à sauter.

❶ Montée et descente d'escaliers

À un rythme un peu plus rapide.

Durée : 3 minutes + 30 secondes de récupération.

❷ Genoux-poitrine

Nombre de répétitions : 30 fois de chaque côté + 30 secondes de récupération (2 séries).

❸ Foulées tractées

Nombre de répétitions : 30 fois de chaque côté + 30 secondes de récupération (2 séries).

❹ Talons-fesses

Durée : 3 minutes + 1 minute de récupération.

❺ Jumping jack

Nombre de répétitions : 30 fois
+ 20 secondes de récupération (2 séries).

❻ Corde à sauter

Je n'ai pas besoin de vous décrire cet exercice, vous le connaissez bien !
La corde à sauter est un excellent exercice de cardio-training, très gourmand en énergie. Vous pouvez sauter pieds joints, ou sur un pied puis sur l'autre.

Durée : 1 minute + 30 secondes de récupération + 1 minute.

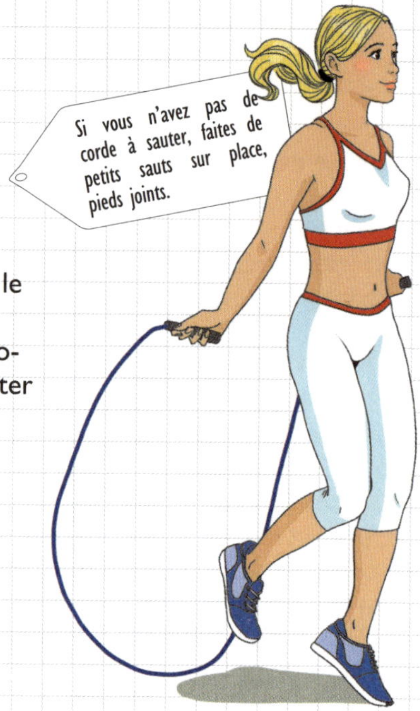

N'oubliez pas les étirements !
Vous avez terminé ? Bravo, soyez fière de vous ! Faites quelques étirements avant de passer sous la douche.

Mon planning d'entraînement

Notez ci-dessous les circuits de votre choix pour chaque semaine, ainsi que les jours et les horaires auxquels vous pourrez vous y consacrer. Je vous rappelle la règle : **minimum 3 fois par semaine !**
Notez aussi vos ressentis après votre séance d'entraînement : vous sentez-vous fatiguée, exténuée, fière de vous, zen, en pleine forme ?

1re SEMAINE	CIRCUIT N°	DURÉE	HORAIRES	MES RESSENTIS
Lundi				
Mardi				
Mercredi				
Jeudi				
Vendredi				
Samedi				
Dimanche				

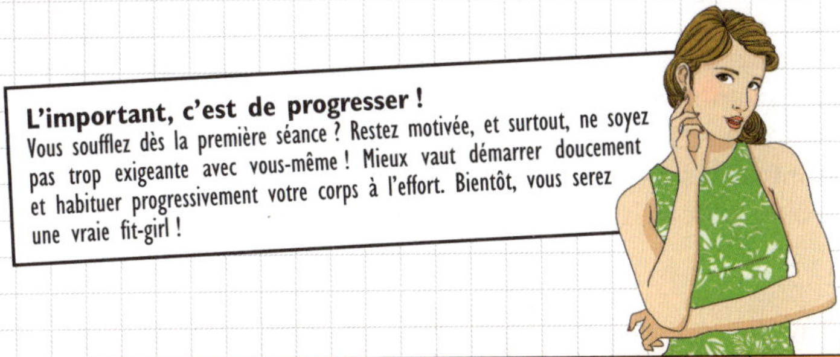

2e SEMAINE	CIRCUIT N°	DURÉE	HORAIRES	MES RESSENTIS
Lundi				
Mardi				
Mercredi				
Jeudi				
Vendredi				
Samedi				
Dimanche				

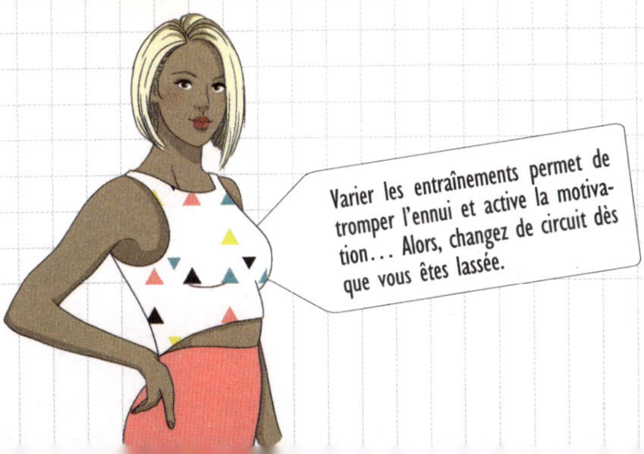
Varier les entraînements permet de tromper l'ennui et active la motivation… Alors, changez de circuit dès que vous êtes lassée.

Les réponses aux questions que vous vous posez !

Pour perdre du poids, faut-il privilégier les trainings « intenses » ?

Si vous êtes très sportive, pourquoi pas, mais vous ne tiendrez pas très longtemps, encore moins si le sport est entré dans votre vie tout récemment ! Les activités d'endurance permettent de perdre du poids tout aussi efficacement, sans être exténuée au bout de 20 minutes !

Plus votre corps est entraîné, plus il devient efficace pour brûler les graisses. Vous allez vite devenir accro au sport !

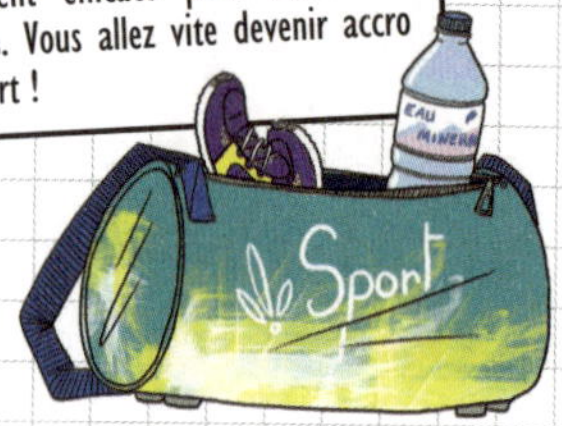

Faut-il s'entraîner pendant 40 minutes minimum pour puiser dans les graisses de réserve ?

Pas forcément… et heureusement ! Tout dépend de chacune et de l'activité pratiquée. Retenez que plus vous pratiquez une activité (quelle qu'elle soit), plus votre corps puisera rapidement dans les graisses de réserve. Par ailleurs, si vous travaillez plusieurs groupes musculaires et/ou que vous variez les intensités des exercices, votre corps ouvrira plusieurs voies énergétiques pour fournir du carburant, dont la lipolyse qui permet de brûler les graisses de réserve.

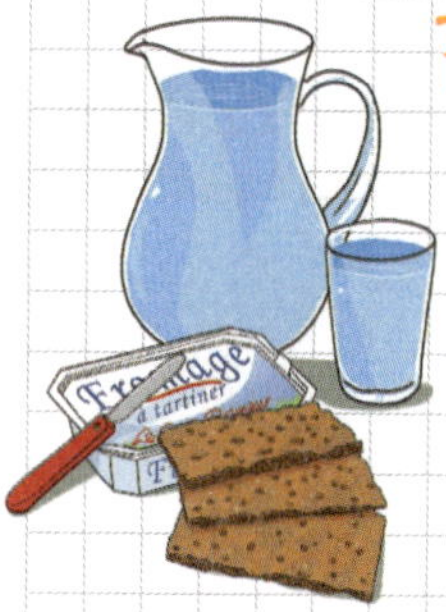

Faut-il s'entraîner à jeun pour puiser plus rapidement dans ses graisses de réserve ?

Vous risquez surtout de faire une belle hypoglycémie ! Vous savez : cette sensation de fatigue et de faiblesse qui vous force à abandonner votre activité et vous donne envie d'y renoncer définitivement… Ce n'est pas le but, n'est-ce pas ? Si vous choisissez de vous entraîner tôt le matin, prenez un petit déjeuner, même succinct, comme une orange pressée et une tranche de Wasa® beurré.

Le sport peut-il faire prendre du poids ?

En effet, car le sport aide à renforcer la masse musculaire et le muscle pèse plus lourd que la graisse. Résultat : l'aiguille de la balance ne penche pas toujours du bon côté ! En revanche, votre silhouette se redessine… dans le bon sens, et c'est ce que vous souhaitez, non ? Allez, ne vous focalisez pas uniquement sur votre poids, ce n'est pas le plus important !

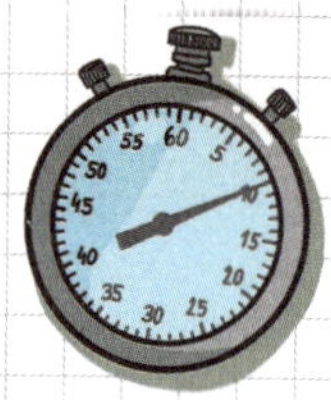

Mes repas body slim à IG très bas

Ces deux premières semaines, je vous propose de booster votre perte de poids en choisissant des aliments à IG < 35. Cela agira comme un véritable starter et les résultats seront visibles dès la fin de la première semaine. Vous allez vite vous sentir légère, légère !

Pensez à boire (de l'eau, évidemment !) : 1 à 2 verres à table et au moins 1 litre en dehors des repas pour favoriser l'élimination des toxines.

Je mange quoi ?

Respectez bien les règles d'or de l'équilibre alimentaire (voir p. 13), limitez les graisses d'ajout (1 noix de beurre au petit déjeuner, l'équivalent d'1 c. à s. d'huile par repas pour l'assaisonnement et/ou la cuisson) et choisissez des aliments à IG < 35 (voir tableaux p. 22-23). Vos repas doivent être bien structurés (entrée + plat + dessert) : vous serez ainsi mieux rassasiée et moins tentée de grignoter entre les repas.

En entrée, optez pour des crudités légèrement assaisonnées (1 c. à s. de vinaigrette maximum), un bol de soupe de légumes ou une salade de céréales/légumineuses à IG < 35 (orge, quinoa, lentilles, pois chiches…).

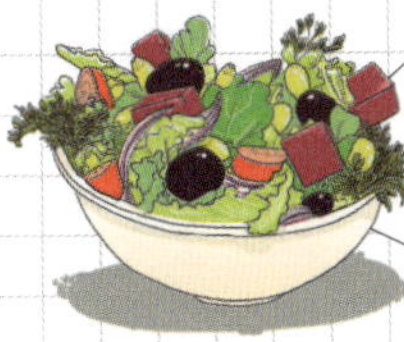

À noter : les crudités jouent un rôle anti-fringale grâce à l'effort de mastication qu'elles demandent. La soupe a aussi un effet coupe-faim en remplissant l'estomac.

En plat, misez sur les protéines animales ou végétales : viande maigre, poisson, jambon blanc, œufs, tofu… accompagnées de légumes cuits et éventuellement de céréales ou légumineuses à IG bas (sauf si vous en consommez déjà en entrée).

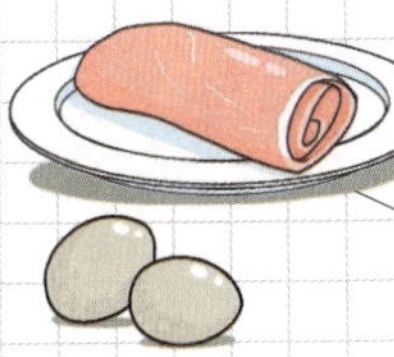

Si vous ne mangez pas de céréales à IG bas au repas, accompagnez votre repas de 2 à 3 tranches de Wasa® fibres ou d'1 tranche de pain intégral Montignac (IG = 34 !).

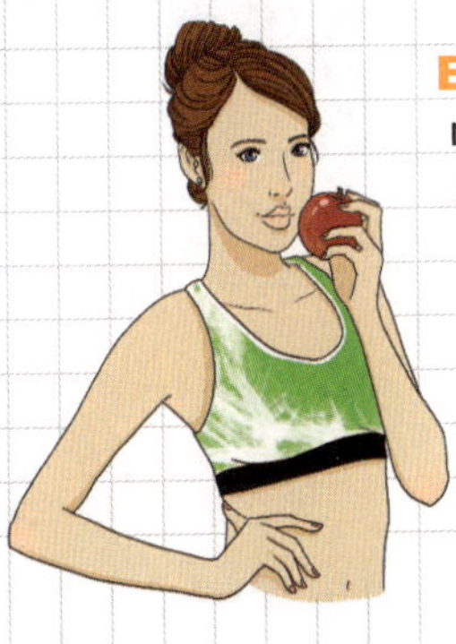

En dessert, jouez la simplicité : fruit frais, laitage nature (animal ou de soja) avec un peu de sucre à IG < 35 (sirop d'agave, sucre de coco, miel d'acacia), compote sans sucres ajoutés.

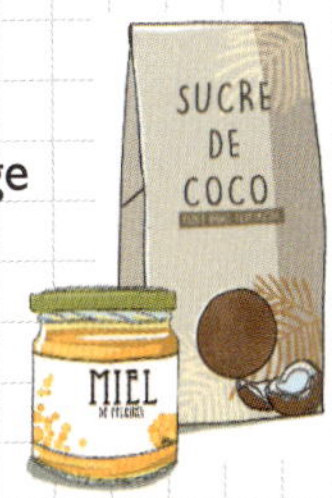

Vous pouvez consommer 1 part de fromage par jour (30 g).

En quelles quantités ?

Suivez votre appétit : mangez lentement, mastiquez bien et arrêtez de manger quand vous n'avez plus faim, c'est aussi simple que cela !

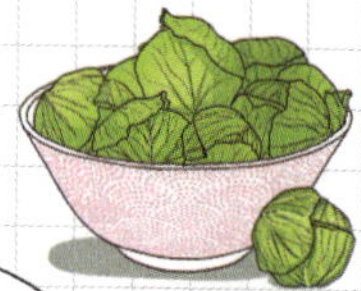

À titre indicatif :

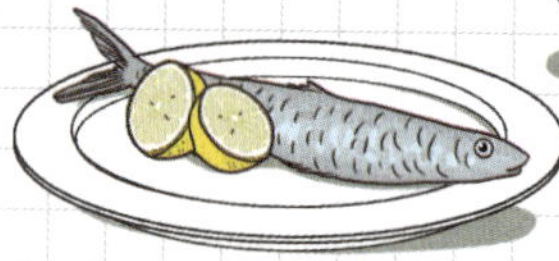

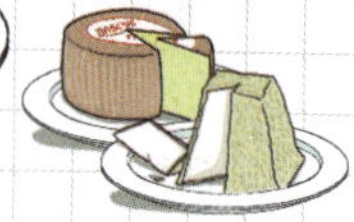

- 1 part de viande ou de poisson = 100 à 125 g
- 1 part de fromage = 30 g
- 1 part de céréales = environ 150 g cuit
- 1 part de légumes = 200 à 250 g, à augmenter selon votre appétit

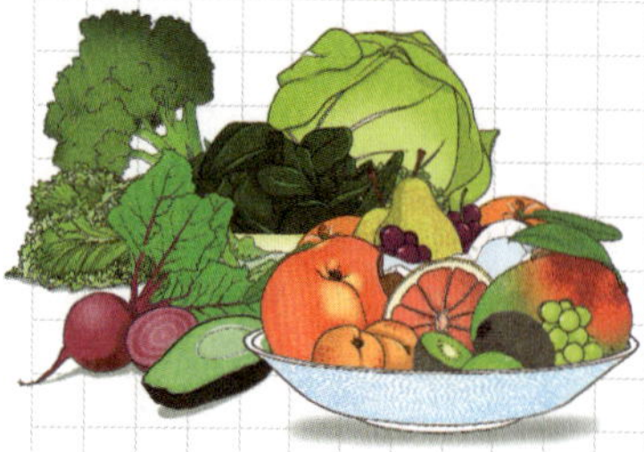

Ma liste de courses pour la 1re semaine

Histoire de remplir votre Caddie intelligemment, voici votre liste de courses pour les menus de votre 1re semaine (voir p. 42)…

Épicerie

- ❑ Pain Wasa® fibres
- ❑ Lentilles corail
- ❑ Quinoa
- ❑ Pois chiches en conserve
- ❑ Lentilles au naturel
- ❑ Miel d'acacia
- ❑ Thon au naturel
- ❑ Asperges en bocal
- ❑ Chocolat noir à 70 % de cacao
- ❑ Pois cassés

Surgelés

- ❑ Dos de cabillaud
- ❑ Crevettes cuites
- ❑ Steaks hachés à 5 % de MG
- ❑ Bols de légumes vapeur
- ❑ Purées de légumes nature
- ❑ Noix de Saint-Jacques
- ❑ Herbes : menthe, persil, ciboulette…
- ❑ Légumes surgelés nature : épinards, haricots verts…

Fruits et légumes

- ❑ Pommes, fraises, oranges (selon la saison)
- ❑ Salades variées, endives
- ❑ Tomates
- ❑ Radis, poivron
- ❑ Carottes, chou rouge
- ❑ Concombre
- ❑ Fenouil, courgettes
- ❑ Citrons
- ❑ Avocat
- ❑ Oignons, ail et échalotes
- ❑ Chou-fleur
- ❑ Pomelo
- ❑ Noisettes et amandes

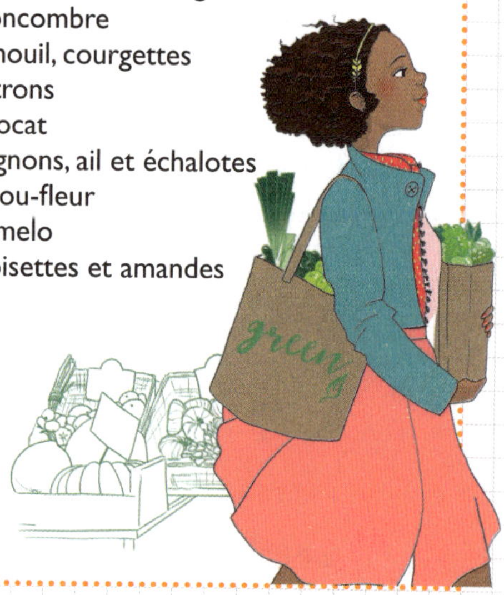

Crémerie/frais

- ❑ Yaourts et fromages blancs nature
- ❑ Petits-suisses nature
- ❑ Faisselles nature
- ❑ Yaourts au soja nature (facultatif)
- ❑ Feta et chèvre frais
- ❑ Fromages variés
- ❑ Compotes sans sucres ajoutés
- ❑ Œufs frais
- ❑ Crème fraîche légère ou de soja

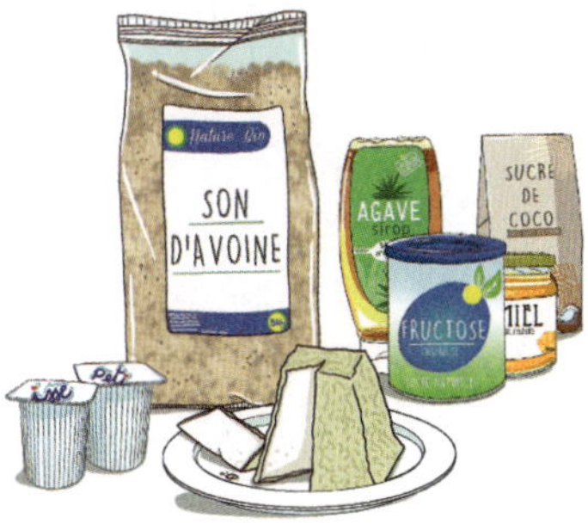

Magasin bio (ou rayon bio ou épicerie du monde)

- ❑ Farine de pois chiches
- ❑ Orge perlé en grains
- ❑ Petits flocons d'avoine
- ❑ Son d'avoine
- ❑ Graines de chia (prononcez « *kia* » – facultatif)
- ❑ Sucre à IG < 35 : sirop d'agave, fructose, sucre de coco
- ❑ Pain intégral Montignac (facultatif)

Boucherie/charcuterie

- ❑ Escalopes de porc
- ❑ Blancs de poulet
- ❑ Escalopes de veau
- ❑ Jambon blanc et de volaille
- ❑ Foies de volaille
- ❑ Tournedos de bœuf
- ❑ Tofu ferme aux herbes ou au curry
- ❑ Abricots secs

3 petits déjeuners à IG bas

Vous le savez : le petit déjeuner est le repas le plus important de la journée ! Mais cette semaine, *exit* le pain blanc, les céréales du petit déjeuner et les biscottes : leur IG est bien trop élevé ! Rassurez-vous, je vous propose 3 petits déjeuners appétissants et, surtout, très rassasiants. Fini, le petit creux de 11 heures !

Mon petit déjeuner protéiné

Si vous aimez manger salé le matin, ce petit déjeuner est fait pour vous !

- 1 thé ou café (avec éventuellement un peu de sucre à IG < 35)
- 1 tranche de jambon blanc ou 1 œuf (dur, coque, au plat)
- 3 ou 4 tranches de Wasa® fibres (ou 2 tranches de pain intégral Montignac) + fromage à tartiner (étalé en fine couche)
- 10 amandes à croquer

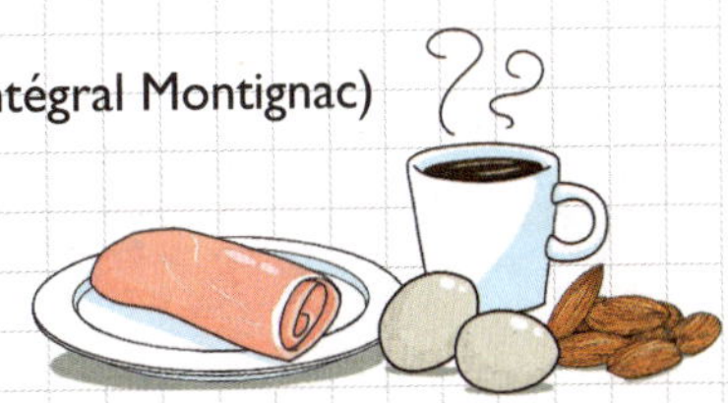

Mon petit déjeuner gourmand

Vous êtes un « bec sucré » ? Vous avez votre petit déjeuner tout trouvé !

- 1 thé ou café (avec éventuellement un peu de sucre à IG < 35)
- 2 tranches de gâteau pomme-avoine

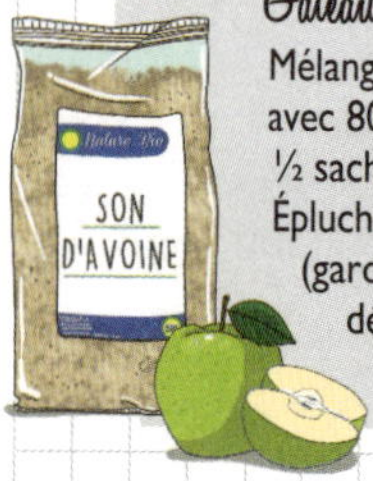

Gâteau pomme-avoine (pour 6 personnes)

Mélangez 100 g de farine de pois chiches (rassurez-vous, on ne sent pas son goût après cuisson) avec 80 g de son d'avoine. Ajoutez 2 œufs, 60 g de fructose ou de sirop d'agave, 1 yaourt nature, ½ sachet de levure chimique, 2 c. à s. de jus de citron et 2 c. à s. d'huile de colza. Mélangez bien. Épluchez et coupez en morceaux très fins 3 pommes (golden) et ajoutez-les à la préparation (gardez des morceaux pour le décor). Versez dans un moule à cake tapissé de papier cuisson, décorez de morceaux de pomme et enfournez pour 40 min à 180 °C (th. 6). Démoulez et laissez refroidir sur une grille.

Mon petit déjeuner express

Si vous êtes toujours pressée le matin, vous allez trouver votre bonheur avec ce petit déjeuner : il se prépare la veille !

- 1 thé ou café (avec éventuellement un peu de sucre à IG < 35)
- 1 « *overnight oatmeal* » (porridge du lendemain) préparé avec 1 yaourt nature (de vache ou de soja), 2 c. à s. de son d'avoine, 2 abricots secs ou quelques fraises (coupés en petits morceaux), 1 c. à c. (ou moins) de sucre à IG bas.

Pour une version encore plus rassasiante, ajoutez 1 c. à c. de graines de chia (en magasin bio) et délayez votre *overnight* avec un peu de lait (de vache ou végétal) le lendemain.

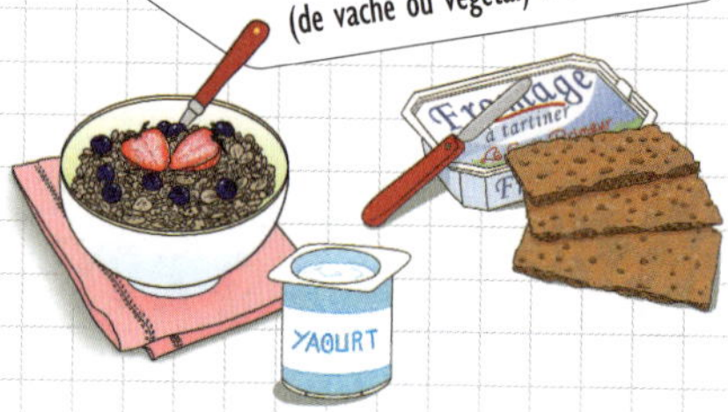

Mes menus body slim

Pour vous guider, voici une semaine de menus frais, savoureux et à IG < 35. Les recettes proposées sont ultra simples et rapides (j'imagine que vous avez autre chose à faire que passer 2 heures derrière les fourneaux chaque soir ?).

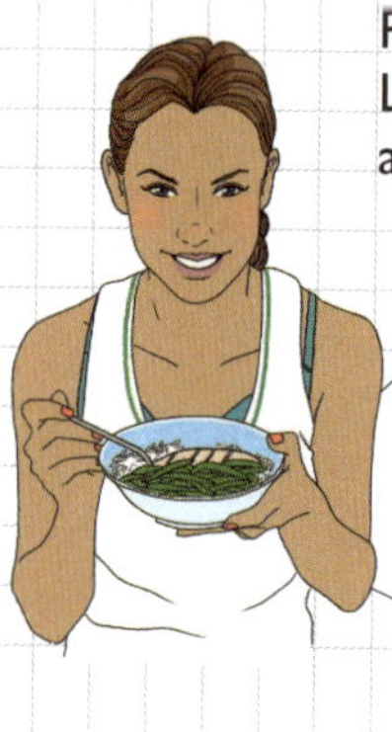

À noter : sauf mention du nombre de personnes, les recettes sont généralement données **pour 1 personne**. Il suffit de multiplier les quantités par le nombre de convives présents à table !

JOUR 1

Déjeuner

- Salade de concombre, feta et menthe ciselée
- Steak haché à 5 % de MG au gril + moutarde
- Quinoa et courgettes sautées
- 1 pomme

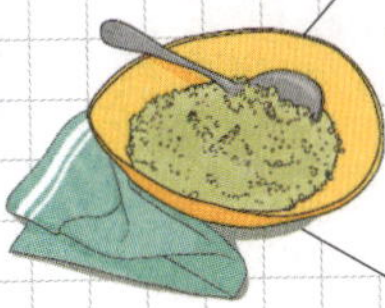

Vous n'avez pas le temps de cuire le quinoa et les courgettes ?
Remplacez le quinoa par 3 tranches de pain Wasa® fibres et mangez un peu plus de salade composée.

Il vous manque un ingrédient sous la main ?
Switchez ! Vous pouvez remplacer un légume par un autre, une viande par du poisson, du jambon, du tofu ou des œufs ; un yaourt au lait de vache par un yaourt au soja nature…

Dîner

- Radis à la croque au sel
- Jambon blanc dégraissé
- Polenta de pois chiches et salade verte + vinaigrette
- 1 fromage blanc nature

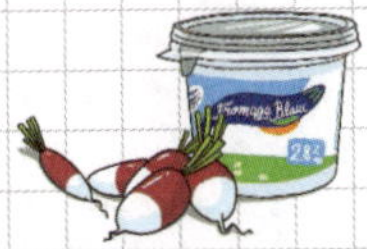

Polenta de pois chiches (pour 4 personnes)

Faites chauffer 45 cl d'eau avec 1 c. à s. d'huile et un peu de sel et de poivre. À ébullition, ajoutez 125 g de farine de pois chiches et mélangez au fouet. Ajoutez 1 c. à c. d'épices (cumin, curcuma…) et laissez cuire pendant 5 min à feu doux en mélangeant. Versez sur une plaque et laissez refroidir complètement. Taillez ensuite en grosses frites ou en carrés et faites-les dorer à la poêle avec 2 c. à s. d'huile d'olive.

JOUR 2

Déjeuner

- Salade d'endives
- Cabillaud en croûte d'amandes
- Fenouil braisé
- Chèvre frais
- 1 poire
- 2 tranches de Wasa® fibres

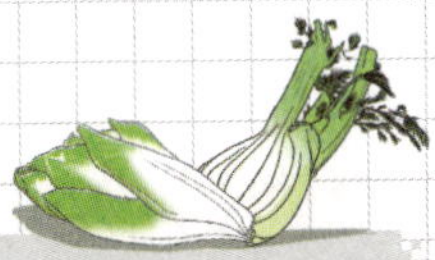

Cabillaud en croûte d'amandes

Mixez grossièrement 10 amandes, puis mélangez-les avec ½ échalote hachée et 1 c. à s. rase de Wasa® fibres mixé. Ajoutez un peu de persil haché, 1 c. à c. d'huile d'olive, salez, poivrez et mélangez. Placez 1 filet de cabillaud dans un plat antiadhésif allant au four. Répartissez la croûte d'amandes par-dessus et enfournez pour 15 min environ à 210 °C (th. 7).

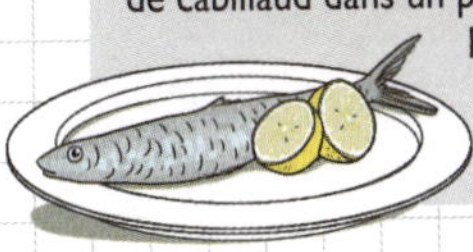

Dîner

- Salade de lentilles à l'échalote + citron et huile d'olive
- 2 œufs durs
- Épinards sautés
- 1 yaourt brassé nature + compote sans sucre

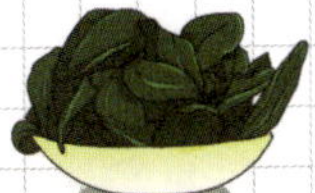

Choisissez des légumes frais (en saison) ou surgelés nature (épinards en branches, fleurettes de chou-fleur, haricots verts…). Évitez les légumes cuisinés, parfois riches en sel et en graisses de qualité médiocre.

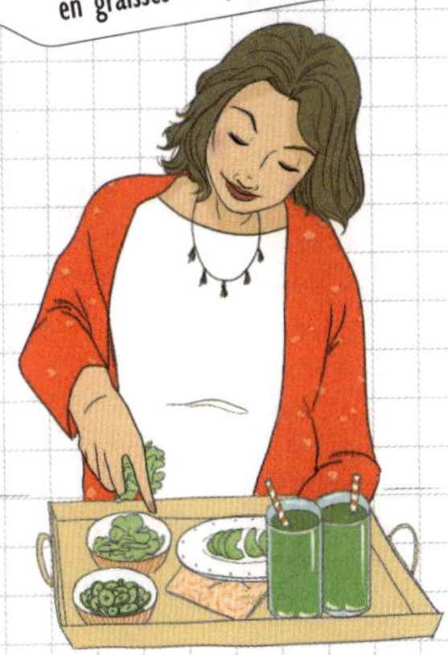

Un petit creux ?
Succombez pour quelques amandes (1 dizaine) : leur pouvoir rassasiant élevé en fait un excellent coupe-faim ! Complétez si besoin avec 1 laitage nature ou 1 fruit frais à IG bas.

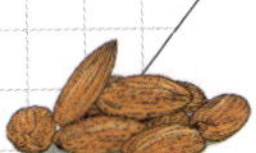

JOUR 3

Déjeuner

- Salade verte + vinaigrette
- Escalope de porc grillée (dégraissée)
- Haricots verts vapeur
  + orge perlé
- 1 yaourt au soja nature
  + sucre à IG bas

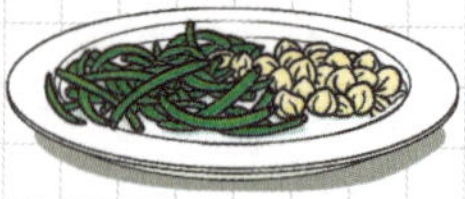

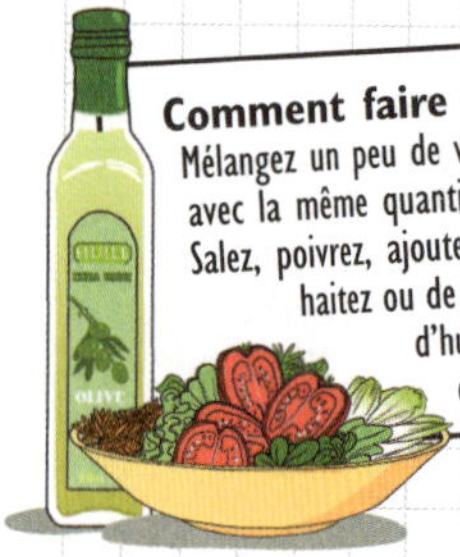

Comment faire la vinaigrette ?
Mélangez un peu de vinaigre (cidre, vin) ou de jus de citron avec la même quantité d'huile (colza, noix, olive) et d'eau. Salez, poivrez, ajoutez un peu de moutarde si vous le souhaitez ou de l'ail haché, de l'échalote… La quantité d'huile ne doit pas dépasser l'équivalent d'1 c. à s. par personne.

Dîner

- Chou rouge + vinaigrette
- Poêlée de courgettes au tofu
- Tomme de brebis
- 1 pomme
- 2 à 3 tranches de Wasa® fibres

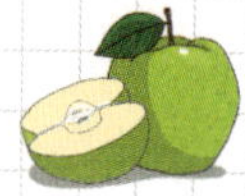

Si vous n'aimez pas le tofu, remplacez-le par des crevettes ou par du poulet coupé en morceaux.

Poêlée de courgettes au tofu

Coupez en morceaux 50 à 100 g de tofu aux herbes ou au curry. Lavez et coupez 1 belle courgette en morceaux. Émincez 1 oignon. Faites revenir les légumes dans 1 c. à s. d'huile végétale jusqu'à ce qu'ils soient cuits mais encore croquants. Ajoutez le tofu, un peu de sauce soja et quelques épices de votre choix (curcuma, cumin…). Poursuivez la cuisson pendant 2 à 3 min.

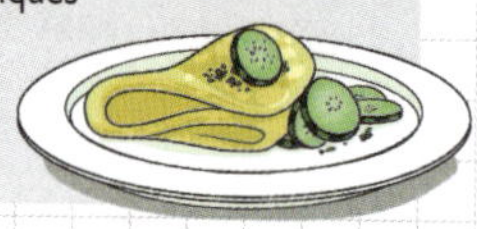

Pour dégraisser la viande, enlevez le « gras visible », de préférence avant de la cuire. Une fois cuite, c'est plus difficile de le repérer… et tentant de le manger !

JOUR 4

Déjeuner

- Salade de tomates, thon au naturel, orge perlé, avocat et feta + vinaigrette
- Jambon de volaille
- Purée de céleri (surgelée, nature)
  + crème légère, sel et poivre
- Fraises

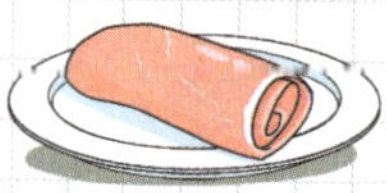

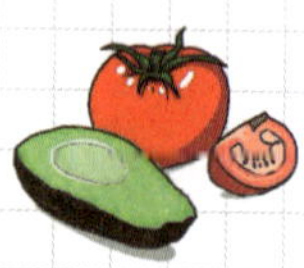

Vous mangez au bureau ?
Préparez votre repas la veille et mettez-le dans votre lunch-box ou dans une petite glacière individuelle (si vous n'en avez pas, c'est le moment d'investir !). Vous pouvez simplifier le repas en préparant une salade composée complète : tomates, concombre, thon, œuf dur, orge perlé, feta + vinaigrette, et emporter plutôt une pomme en dessert. Pensez à votre bouteille d'eau !

Dîner

- Salade de lentilles et oignon rouge
  + vinaigrette
- Carpaccio de saint-jacques au citron vert et salade de jeunes pousses
- 2 petits-suisses nature
- 1 compote sans sucres ajoutés

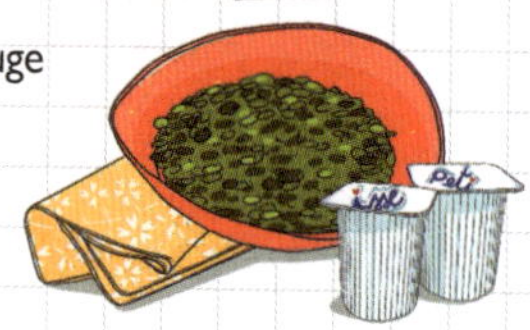

Les légumes secs ont un IG bas, si vous n'avez pas le temps de les cuire, prenez-les en conserve, au naturel.

Carpaccio de saint-jacques au citron vert

Lavez et émincez finement 5 belles noix de Saint-Jacques (prenez-les surgelées et coupez-les quand elles sont encore un peu congelées, ce sera plus facile). Préparez une vinaigrette avec 1 c. à s. de citron vert, 1 c. à s. d'huile d'olive, 1 c. à c. de miel d'acacia, du sel et du poivre. Versez cette vinaigrette sur les saint-jacques, décorez avec du basilic ciselé et entreposez au réfrigérateur pendant 30 minutes.

JOUR 5

Déjeuner

- Asperges vertes ou blanches, sauce au fromage blanc
- Escalope de veau poêlée
- Quinoa et bol de légumes vapeur (surgelé)
- Fraises

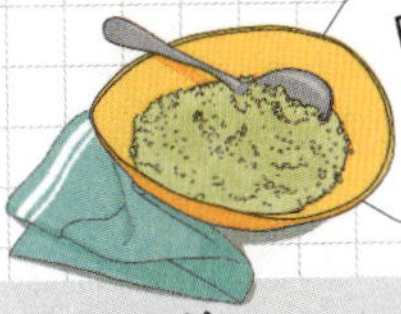

Faites cuire du quinoa en plus grande quantité que nécessaire : vous le finirez en salade demain !

Sauce au fromage blanc

Fouettez 100 g de fromage blanc dans un bol et incorporez ½ c. à c. de moutarde, 1 c. à c. de jus de citron. Salez, poivrez, puis ajoutez de la ciboulette ciselée. C'est prêt !

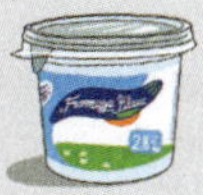

Dîner

- Carottes râpées + citron et huile d'olive
- Blanc de poulet poêlé
- Purée de pois cassés et salade verte + vinaigrette
- Faisselle nature + 1 c. à c. de miel d'acacia

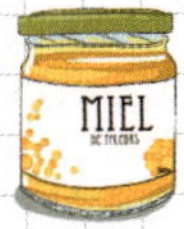

Purée de pois cassés (pour 4 personnes)

Épluchez et émincez 2 oignons. Rincez 300 g de pois cassés. Faites revenir les oignons avec 1 c. à s. d'huile dans un autocuiseur. Ajoutez les pois cassés et couvrez d'eau. Salez, poivrez et saupoudrez d'un peu de cumin en poudre. Fermez l'autocuiseur et laissez cuire 25 min après rotation de la soupape. Mixez les pois cassés, ajoutez 10 cl de crème légère ou de crème de soja, mélangez et servez.

Quand vous manquez de temps pour cuisiner, tournez-vous vers les purées de légumes nature surgelées (chou-fleur, brocoli, haricots verts, céleri...), que vous pouvez assaisonner avec un peu de crème légère et de sel, ou vers les « bols de légumes vapeur », à réchauffer en un clin d'œil !

Astuce gain de temps...
Préparez la purée de pois cassés à l'avance et réchauffez-la au dernier moment.
Vous pouvez aussi en préparer en plus grande quantité et en congeler une partie.

JOUR 6

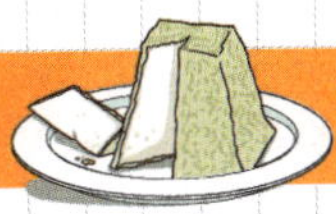

Déjeuner

- Taboulé de chou-fleur
- Haricots verts sautés à l'ail avec foies de volaille émincés
- Chèvre frais
- 1 pomme
- 2 à 3 tranches de Wasa® fibres

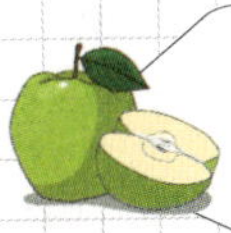

La pomme est un excellent coupe-faim grâce à sa richesse en pectines, des fibres solubles qui gonflent dans l'estomac !

Taboulé de chou-fleur (pour 4 personnes)

Prélevez 250 g de bouquets de chou-fleur frais et mixez-les en semoule fine. Ajoutez 2 tomates, ½ poivron rouge et ½ concombre coupés en morceaux, quelques radis en rondelles, 80 g de feta en dés et de la menthe ciselée. Arrosez de jus de citron, ajoutez un filet d'huile d'olive et du sel. Servez bien frais.

Dîner

- Salade de quinoa + vinaigrette au citron
- 2 œufs mollets
- Purée de légumes verts nature (surgelés) + crème légère
- 1 yaourt nature (ordinaire ou au soja)

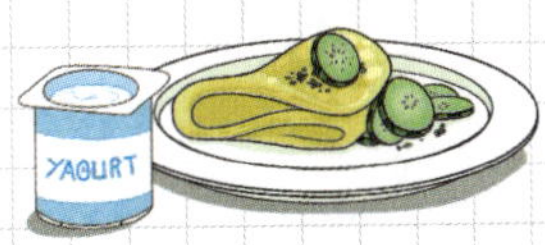

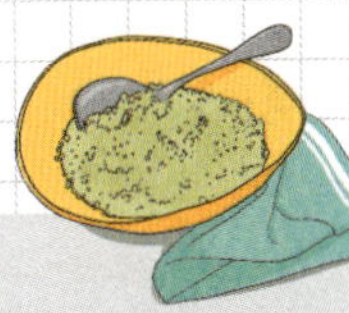

Salade de quinoa

Mélangez 100 à 150 g de quinoa cuit avec 1 tomate coupée en morceaux, 1 petite échalote, ¼ de poivron et 1 dizaine de noisettes concassées. Si vous aimez le sucré-salé, ajoutez 2 abricots secs taillés en petits morceaux.

JOUR 7

Déjeuner

- Pomelo
- Tournedos de bœuf + moutarde
- Tagliatelles de courgettes
- 1 yaourt brassé avec des morceaux de fraises ou des framboises
- 3 tranches de Wasa® fibres

Dîner

- Salade verte, sauce vinaigrette
- Crevettes, sauce mayonnaise légère express
- Haricots verts sautés à l'ail et assaisonnés avec un peu d'huile de sésame
- Bûche de chèvre
- 1 orange
- 2 à 3 tranches de Wasa® fibres

La viande rouge ne vous plaît guère ? Remplacez le tournedos de bœuf par un steak de soja ou par de la volaille.

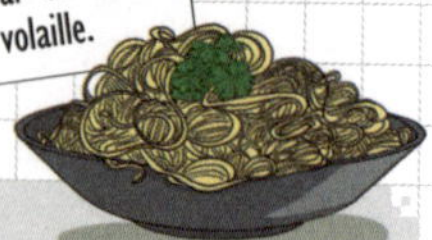

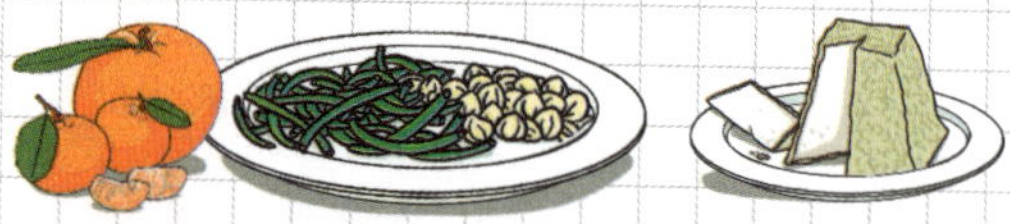

Tagliatelles de courgettes

Pelez 2 petites courgettes fines, puis réalisez des tagliatelles avec un couteau Économe. Faites-les sauter dans un wok (ou dans une sauteuse) pendant 5 min environ avec 1 c. à s. d'huile végétale en mélangeant. Salez et décorez de graines de sésame grillées.

Sauce mayonnaise légère express

Mélangez 1 c. à s. de mayonnaise allégée du commerce avec 1 c. à s. de fromage blanc. Salez, poivrez, ajoutez 1 filet de citron et mélangez.
Vous pouvez aussi utiliser de la sauce façon mayonnaise au tofu, très légère et digeste (marque Sojami® par exemple).

Déjà le dernier jour de votre première semaine !

Vous n'avez pas fait d'écart ? Bravo ! Si vous avez craqué, pas d'inquiétude, je suis certaine que vous vous êtes déjà affinée. Et puis, personne n'est à l'abri d'une petite dérive… l'important est de retrouver le bon cap ! Demain matin, en vous levant, montez sur la balance et notez votre nouveau poids :

Mon nouveau poids à la fin de la 1re semaine : .... kg

Mon nouveau poids à la fin de la 2e semaine : .... kg

Attendez la fin de la 2e semaine pour reprendre vos mensurations :

Mon tour de taille : .... cm

Mon tour de hanches : .... cm

Mon tour de cuisses : .... cm

Pour votre 2e semaine, reprenez simplement les mêmes menus, en switchant certains aliments par des équivalents si vous le souhaitez. Par exemple, remplacez les radis par du chou rouge, le blanc de poulet par du steak haché à 5 % de MG…

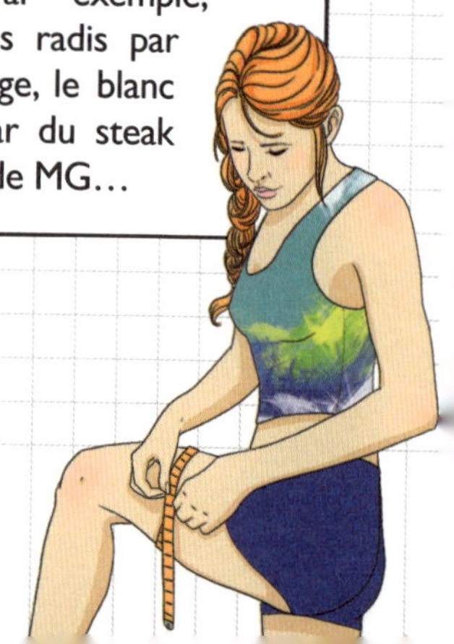

Chapitre 5

Une silhouette plus tonique et sexy

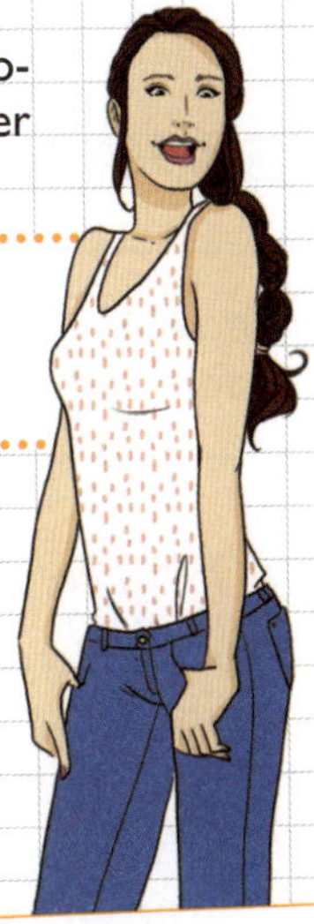

Une jolie silhouette, c'est surtout un corps ferme et tonique ! Je vous propose donc de tonifier votre silhouette grâce au gainage et de renforcer votre musculature sans forcément prendre de volume.

Les semaines 3 et 4 de votre programme sont réservées aux exercices de gainage qui sollicitent les muscles en profondeur. Accrochez-vous !

Je gaine ma silhouette

Le « gainage » consiste en un ensemble d'exercices qui sollicitent les muscles profonds : ceux qu'on ne voit pas forcément et qu'on ne travaille que rarement, mais qui permettent au squelette d'être maintenu correctement. Résultat : un joli maintien et une tonicité à toute épreuve !

Quels sont mes objectifs ?

Les bienfaits du gainage pour la silhouette et la santé sont nombreux.
Pour mieux identifier vos objectifs, cochez ce qui est important pour vous :

- ❑ Raffermir ma ceinture abdominale (pour une taille de guêpe et un ventre moins rebondi)
- ❑ Maintenir ma colonne vertébrale (fini le mal de dos !)
- ❑ Raffermir mes cuisses et mes fesses (du galbe, donc !)
- ❑ Gagner de la souplesse (et de l'allure…)
- ❑ Obtenir une silhouette tonique sans gain de volume (l'idéal)
- ❑ Adopter une posture plus féminine (*so sexy !*)
- ❑ Réduire les tensions et le stress en me centrant sur mes sensations (une vraie fit-girl !)

Bon à savoir
Avec les exercices de gainage, les risques de blessure sont très faibles car les muscles sont contractés mais restent statiques !

Comment ça marche ?

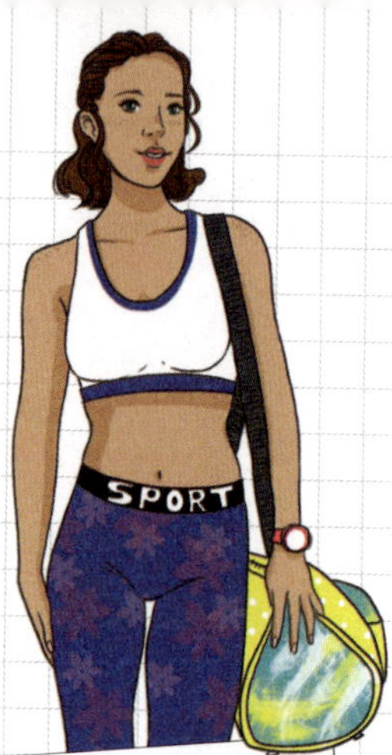

Plusieurs méthodes de gainage existent. Je vous propose de découvrir le gainage classique, qui consiste à rester immobile dans des positions précises pendant plusieurs secondes (15 secondes pour les débutantes, et jusqu'à 90 pour les plus motivées) : cela exerce une tension continue sur les muscles et les tonifie.
Je vous propose aussi de tester le Pilates, une pratique très efficace pour raffermir la silhouette (les muscles sont constamment contractés pendant les exercices) et aussi pour réduire l'anxiété et le stress (vous savez, ce qui vous pousse à ouvrir le frigo ou le placard à gâteaux !).

Tout le monde peut faire du gainage : il suffit d'adapter les niveaux de difficulté et les durées des exercices en fonction des possibilités de chacune.

Mes exercices de gainage simple

En 3e semaine, choisissez l'enchaînement de Pilates ou de gainage simple et prévoyez **3 séances hebdomadaires**.

L'enchaînement Pilates

Tout d'abord, voici quelques exercices de la méthode Pilates, à mi-chemin entre la gymnastique et le yoga, parfaits pour commencer à gainer votre silhouette. Vous travaillez tout en douceur et en profondeur, pour un résultat ultra efficace ! Pour ces exercices, vous aurez besoin d'un simple tapis de sol et d'une serviette.

Ce programme est réalisé avec l'aide de Soasick Delanoë, auteure de *Mon cahier Pilates* (éditions Solar).

1 L'élévation du bassin

Allongez-vous sur le dos et fléchissez les jambes, écartées de la largeur du bassin. Mettez les bras le long du corps, paumes tournées vers le sol.
Inspirez, puis expirez doucement par la bouche en contractant fermement le ventre et le périnée (visualisez mentalement votre nombril se rapprochant de votre colonne vertébrale et serrez les fesses), puis soulevez très lentement le bassin, puis le bas du dos jusqu'à aligner les épaules, le bassin et les genoux (continuez de bien serrer le ventre et le périnée).
Inspirez doucement en ouvrant bien la poitrine, puis expirez en revenant lentement à la position initiale.

Nombre de répétitions : 10 fois.

Contracter les abdominaux, vous savez faire… mais comment contracter le périnée ?
Rien de plus simple : imaginez que vous avez une envie pressante et que vous vous retenez. Une fois que vous avez bien identifié les muscles du périnée, entraînez-vous à les mobiliser : contractez-les en imaginant que vous les remontez vers le nombril.

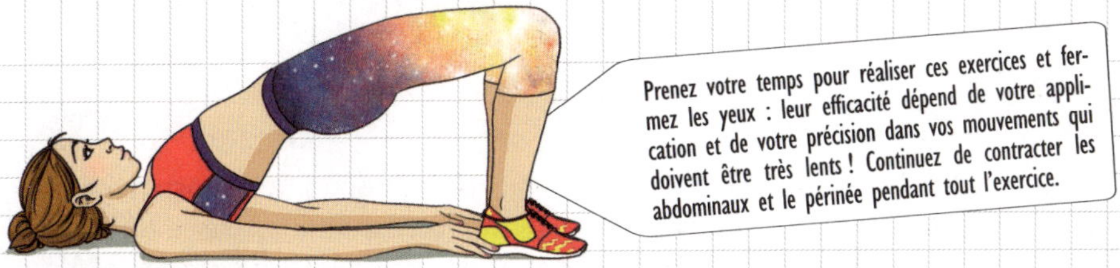

② Le relevé de buste

Allongez-vous sur le dos et fléchissez les jambes. Entrelacez vos doigts, mains derrière la tête et ouvrez les coudes.

Inspirez, puis expirez doucement par la bouche en contractant fermement le ventre et le périnée. Enroulez la tête et le haut du dos jusqu'à ce que les omoplates se soulèvent (le bas du dos doit se coller au sol). Inspirez sans relâcher le ventre, puis expirez en revenant lentement à la position initiale.

Nombre de répétitions : 10 fois.

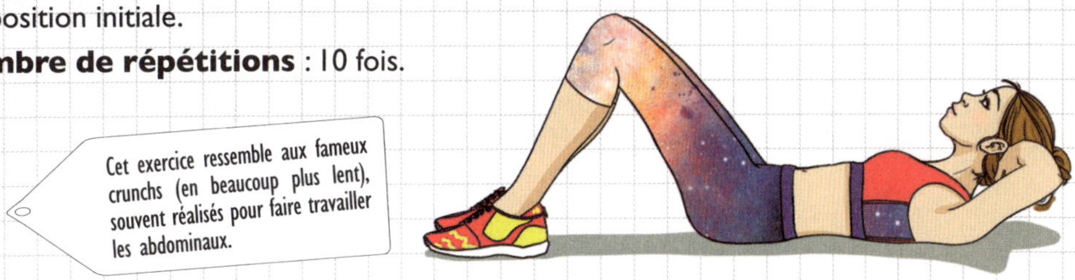
Cet exercice ressemble aux fameux crunchs (en beaucoup plus lent), souvent réalisés pour faire travailler les abdominaux.

③ L'élévation d'une jambe sur le côté

Allongez-vous sur le côté gauche, jambes tendues, pieds serrés et pointés. Posez la tête dans votre main gauche. Gardez votre stabilité en posant l'autre main au sol devant vous. Serrez bien les abdominaux et les fessiers, et levez la jambe droite à hauteur de la hanche. Vous êtes prête ? C'est parti…

Inspirez, puis expirez en levant lentement la jambe gauche tendue jusqu'à ce qu'elle touche la jambe droite (contractez bien le ventre et les fesses !) et tenez quelques secondes dans cette position. Inspirez en descendant la jambe gauche jusqu'à frôler le sol. Recommencez l'exercice immédiatement.

Nombre de répétitions : 10 fois de chaque côté.

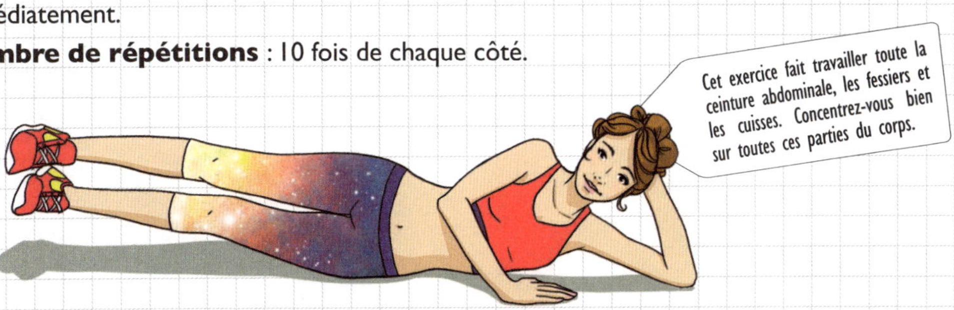
Cet exercice fait travailler toute la ceinture abdominale, les fessiers et les cuisses. Concentrez-vous bien sur toutes ces parties du corps.

J'apprends à respirer

Quand vous réalisez des exercices de Pilates, vous devez contracter constamment les abdominaux et le périnée. Vos inspirations et vos expirations se font donc par le thorax et non par l'abdomen. Pour vous entraîner à bien respirer, allongez-vous sur le dos, jambes pliées, et posez vos mains sur vos côtes, juste en dessous de la poitrine. Inspirez lentement par le nez et sentez vos côtes s'ouvrir, puis expirez doucement par la bouche, comme un ballon qui se dégonfle, en contractant les abdominaux et le périnée. Expulsez tout l'air que vous avez dans les poumons… encore, encore ! Votre ventre doit se creuser et votre nombril disparaître (ou presque !).
Cela peut paraître un peu difficile quand on n'a jamais pratiqué de Pilates, mais après quelques essais, vous serez vite rodée.

Je me concentre

La concentration est essentielle pour une efficacité optimale. Réalisez ces exercices lentement en vous concentrant sur votre respiration et sur vos mouvements qui doivent être précis.

Quelle durée ?

L'enchaînement de ces 3 exercices vous prendra environ **15 minutes**. Vous pouvez le réaliser 2 fois d'affilée, après vous être **échauffée pendant 5 minutes**.

L'enchaînement d'exercices de gainage simple

Pour varier les plaisirs, voici un enchaînement de gainage assez classique mais très efficace pour tonifier toute la sangle abdominale, les épaules, les fessiers et les cuisses. Si vous n'avez pas l'habitude du gainage, réalisez-les devant un miroir pour vérifier que vous adoptez la bonne position et pensez à bien contracter les abdominaux pendant toute la durée de l'exercice.

1 La position de la superwoman

Allongez-vous au sol sur le ventre, les bras tendus devant vous, le front posé sur le tapis de sol. Tendez les jambes et pointez les pieds.
Inspirez en soulevant légèrement le buste et en décollant les jambes et les cuisses, et essayez d'aller chercher le plus loin possible devant vous. Restez dans cette position pendant 20 à 30 secondes. Dites-vous mentalement : « Je suis une superwoman ! », cela vous aidera à tenir !
Ne bloquez pas votre respiration pendant l'exercice.

Temps de récupération : identique à celui de l'effort.

Nombre de répétitions : 5 fois.

Cet exercice fait travailler les abdominaux, les épaules et les muscles du dos. Il est particulièrement recommandé par les kinésithérapeutes pour renforcer les lombaires et réduire les douleurs dorsales.

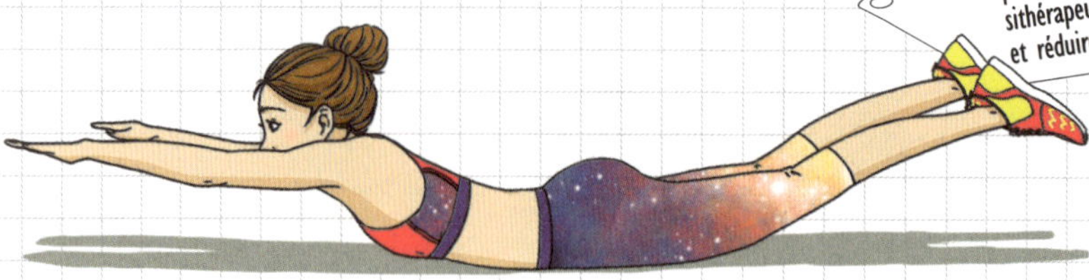

❷ La planche

Comme son nom l'indique, cet exercice consiste à prendre la position d'une planche ! Allongée à plat ventre, prenez appui sur vos avant-bras pliés et sur vos pointes de pieds. Tendez tout le corps, contractez bien les abdominaux et les cuisses et imaginez que votre corps est une planche bien solide que rien ne peut faire fléchir. Gardez la position pendant 20 à 40 secondes.

Temps de récupération : identique à celui de l'effort.

Nombre de répétitions : 5 fois.

Variante : tendez vos bras, mains posées sous les épaules.

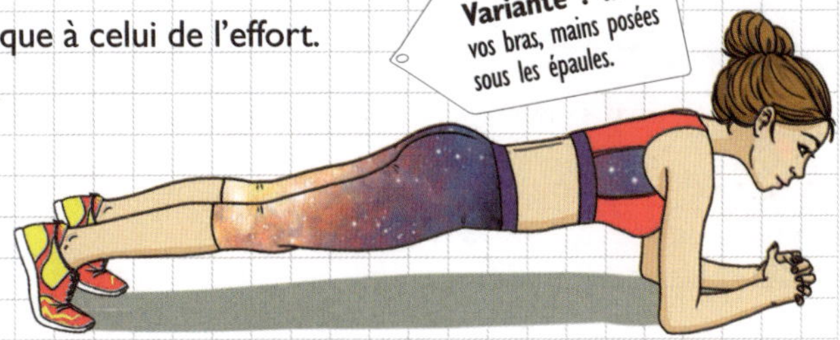

Votre corps raidi commence à avoir la tremblote ? C'est normal ! Si cela fait mal, relâchez un peu, sinon gare à la contraction musculaire !

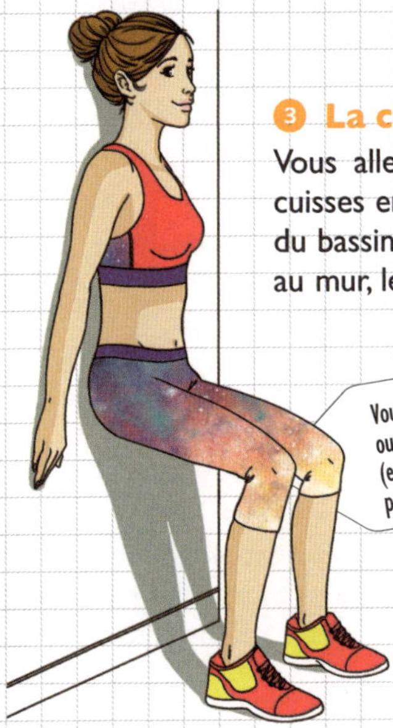

❸ La chaise

Vous allez maintenant vous asseoir sur une chaise… imaginaire, pour des cuisses en béton ! Mettez-vous dos à un mur, écartez les jambes de la largeur du bassin et fléchissez jusqu'à être en position assise, le dos bien droit plaqué au mur, les cuisses parallèles au sol. Pour faciliter l'exercice, placez une chaise juste à côté de vous et posez une main sur le dossier, ce sera plus facile pour vous redresser. Relâchez les abdominaux, serrez bien les cuisses et maintenez la position pendant 20 à 40 secondes.

Vous pouvez réaliser cet exercice en ouvrant les jambes vers l'extérieur (et travailler l'intérieur des cuisses par la même occasion).

Temps de récupération : identique à celui de l'effort.

Nombre de répétitions : 5 fois.

❹ Le pont

Allongez-vous sur le dos et fléchissez les jambes, pieds écartés de la largeur du bassin. Placez les bras le long du corps, paumes tournées vers le sol. Contractez les abdominaux et les fessiers et soulevez le bassin, puis le bas du dos jusqu'à ce que vos genoux soient alignés avec vos hanches et vos épaules. Gardez la position pendant 30 à 40 secondes.

Temps de récupération : identique à celui de l'effort.

Nombre de répétitions : 5 fois.

Cette position est plutôt confortable, n'en profitez pas pour relâcher les abdominaux !

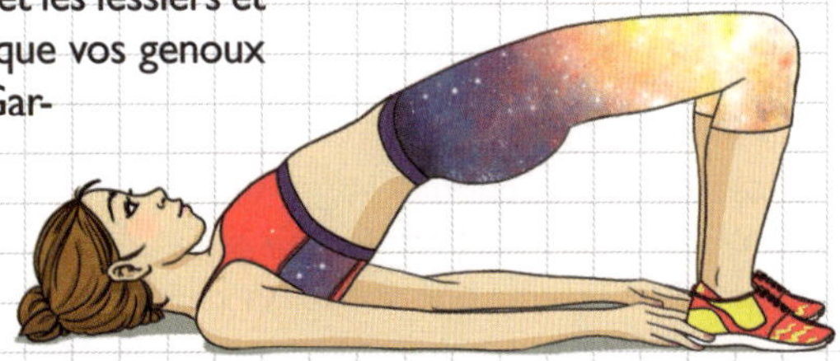

Mon circuit de gainage simple

Circuit à effectuer en 3ᵉ semaine.
Durée totale : **25 minutes environ.**
Prévoyez **3 séances hebdomadaires** durant cette semaine.

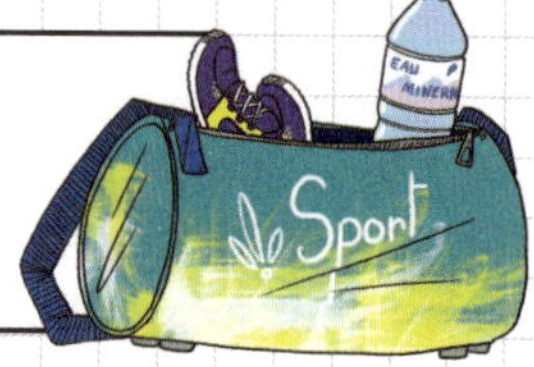

Échauffement (5 minutes) : montée et descente d'escaliers, genoux-poitrine, rotation d'épaules…

La superwoman : 20 à 30 secondes + le même temps de récupération.
Nombre de répétitions : 5.
1 minute de récupération.

La planche : 20 à 40 secondes + le même temps de récupération.
Nombre de répétitions : 5.
1 minute de récupération.

La chaise : 20 à 40 secondes + le même temps de récupération.
Nombre de répétitions : 5.
1 minute de récupération.

Le pont : 30 à 40 secondes + le même temps de récupération.

Vous grognez et grimacez dès la 16ᵉ seconde ? Ne transformez pas votre séance de gainage en séance de torture, réduisez le temps de votre effort !

Mes exercices de gainage, niveau avancé

Ces exercices mettent volontairement le corps en position instable. L'équilibre est plus difficile à trouver… et surtout à conserver, ce qui permet de faire travailler davantage les muscles profonds et de mieux gainer la silhouette. Plus difficiles, ces exercices doivent être réalisés quand vous êtes à l'aise avec le gainage simple.

Ces exercices sont plus difficiles, réservez-les pour la 4ᵉ semaine !

L'enchaînement type

1 La planche avec bras et jambe opposée levés

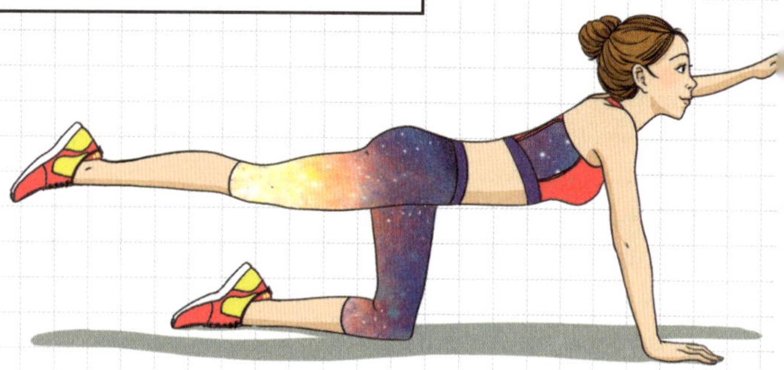

Mettez-vous à genoux et prenez appui sur vos mains, bras tendus sous les épaules. Une fois que vous êtes bien stabilisée, fessiers et abdominaux bien serrés, tendez une jambe en arrière et allongez devant vous le bras opposé. Concentrez-vous bien et respirez calmement pour garder l'équilibre. Pensez à un chien de chasse à l'arrêt et tenez la position pendant 30 à 40 secondes avant d'inverser bras et jambe.

Temps de récupération : 30 secondes.

Nombre de répétitions : 5 fois.

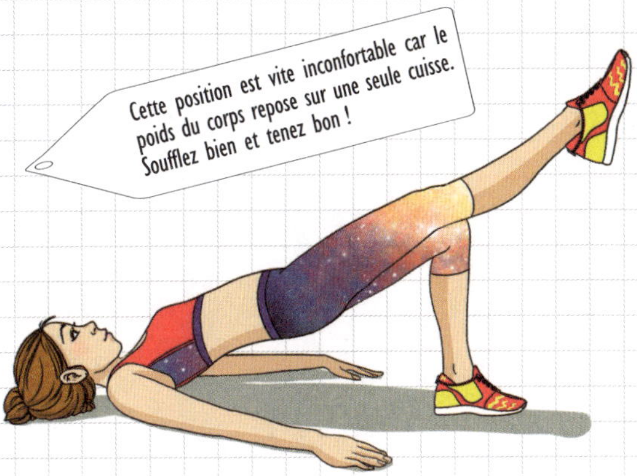
Cette position est vite inconfortable car le poids du corps repose sur une seule cuisse. Soufflez bien et tenez bon !

2 Le pont ouvert

Prenez la même position que pour le pont. On est bien dans cette position, non ? Mais ce n'est pas fini : tendez une jambe devant vous et restez dans cette position, pied tendu, pendant 30 à 40 secondes, puis changez de jambe et tenez encore 30 à 40 secondes.

Temps de récupération : 30 secondes.

Nombre de répétitions : 5 fois.

3 Le gainage latéral

Installez-vous sur le côté, en appui sur l'avant-bras. Prenez également appui sur vos pieds et décollez les hanches jusqu'à ce que vos épaules, votre bassin et vos pieds soient bien alignés. Contractez les fesses, les cuisses et les abdominaux. Tenez la position pendant 20 à 30 secondes, puis changez de côté.

Temps de récupération : 30 secondes.

Nombre de répétitions : 5 fois.

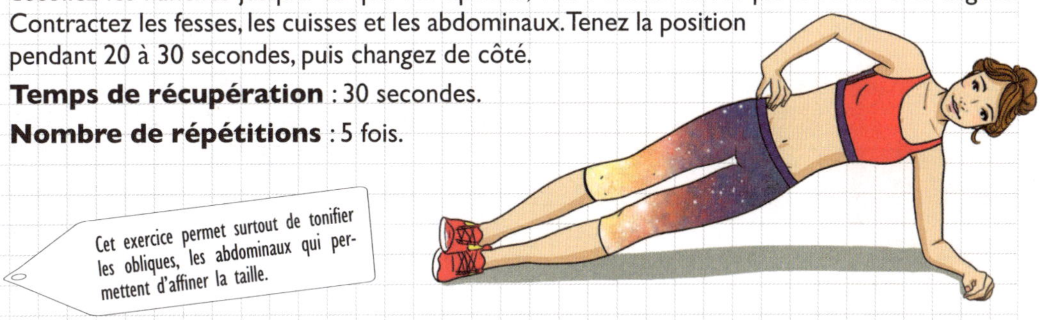

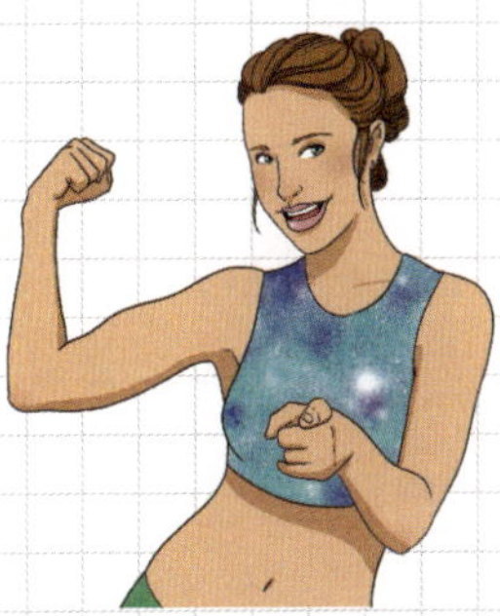

Mon circuit de gainage avancé

Circuit à effectuer en 4e semaine.
Durée totale : 25 minutes (ou 50 minutes pour 2 répétitions).
Répétitions : 1 à 2 circuits enchaînés.
Prévoyez 3 séances hebdomadaires en 4e semaine.

Échauffement (5 minutes) : montée et descente d'escaliers, genoux-poitrine, rotation d'épaules…

Ce circuit est court, faites une pause et réalisez-le une 2e fois !

La planche avec bras et jambe opposée levés : 30 à 40 secondes + 30 secondes de récupération.
Nombre de répétitions : 5 fois.
1 minute de récupération.

Le pont ouvert : 30 à 40 secondes + 30 secondes de récupération.
Nombre de répétitions : 5 fois.
1 minute de récupération.

Comme d'habitude, faites quelques étirements avant de vous relaxer et de prendre une douche !

Le gainage latéral instable : 20 à 30 secondes de chaque côté + 30 secondes de récupération.
Nombre de répétitions : 5 fois.

Mon planning d'entraînement

Programmez vos 3e et 4e semaines d'entraînement avec les exercices de gainage.
Prévoyez 3 séances hebdomadaires pour bien tonifier votre silhouette. N'oubliez pas de noter vos ressentis après votre séance d'entraînement !

SEMAINE 3	CIRCUIT CHOISI	DURÉE	HORAIRES	MES RESSENTIS
Lundi				
Mardi				
Mercredi				
Jeudi				
Vendredi				
Samedi				
Dimanche				

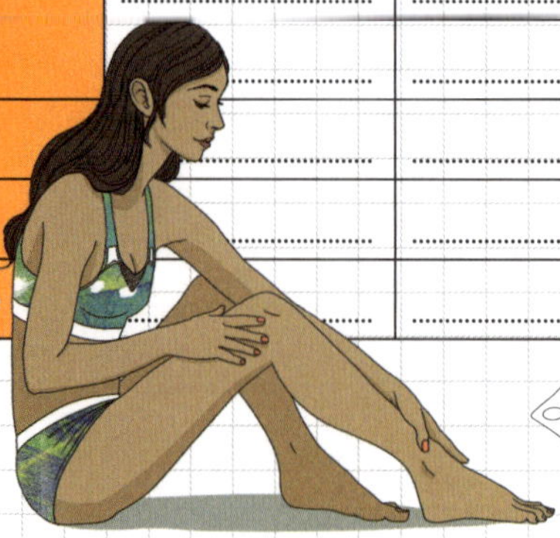

Si vous avez le temps (le courage, on n'en doute pas !), intercalez 1 à 2 séances de cardio-training dans la semaine pour optimiser les résultats sur votre silhouette.

SEMAINE 4	CIRCUIT CHOISI	DURÉE	HORAIRES	MES RESSENTIS
Lundi	....	....	....	....
Mardi	....	....	....	....
Mercredi	....	....	....	....
Jeudi	....	....	....	....
Vendredi	....	....	....	....
Samedi	....	....	....	....
Dimanche	....	....	....	....

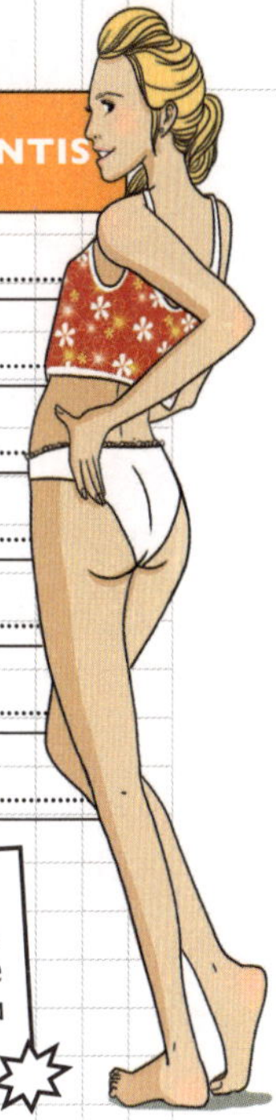

Mes challenges sport
Pour se motiver et progresser, rien de tel qu'un bon challenge. Par exemple : terminer la 3ᵉ semaine par un circuit de gainage avancé ou terminer une séance de gainage simple par un peu de cardio-training : montée d'escaliers, foulées tractées…

Je prends soin de moi

Avez-vous remarqué comme on se focalise toujours sur ses petits défauts ? Des seins trop petits, des cheveux trop plats, des oreilles trop décollées, une taille pas assez marquée… À force de rechercher la perfection, ne risque-t-on pas de passer à côté de ses atouts ? Vous en avez, c'est certain… et plus d'un ! Porter son attention sur ses atouts permet de les mettre en valeur, de prendre confiance en soi, d'être mieux dans sa peau, et donc de prendre soin de son corps en mangeant mieux et en bougeant plus. CQFD.

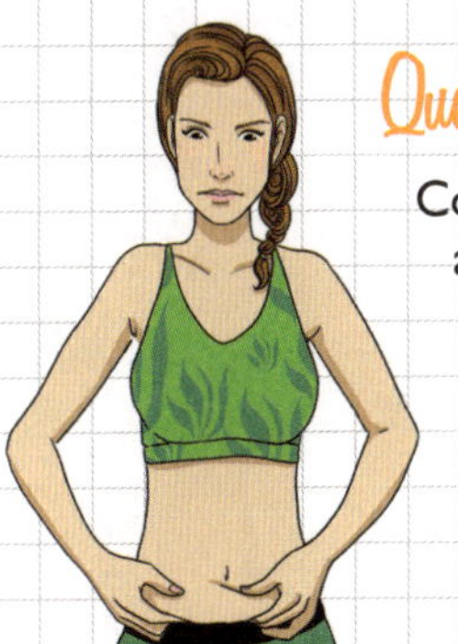

Quels sont mes petits défauts physiques et mes atouts ?

Commencez par réaliser ce petit test : cochez vos défauts et atouts, en toute honnêteté vis-à-vis de vous-même, interrogez un proche (votre chéri, une amie…), puis remplissez à nouveau ce listing d'une couleur différente. Vous serez surprise de constater que ce que vous pensiez être un défaut est parfois un atout aux yeux des autres !

La beauté est subjective ! Votre vision de vous-même est peut-être différente de celle que les autres ont de vous !

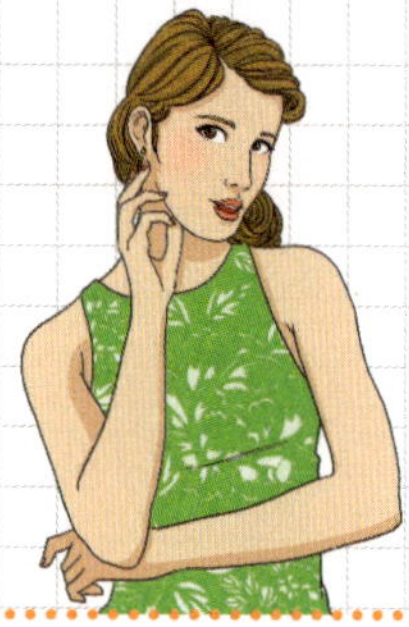

Mes petits défauts physiques :

- ❑ Ma peau : petits boutons, teint brouillé… ....
- ❑ Mon nez : ....
- ❑ Mes yeux : ....
- ❑ Mes jambes : pas assez longues
- ❑ Ma taille (mais où est-elle passée ?)
- ❑ Mes cheveux : trop fins, trop plats…
- ❑ Mes hanches (trop larges)
- ❑ Mes seins : trop petits/trop gros
- ❑ Mes fesses : trop plates/trop grosses
- ❑ Mes cuisses : ....
- ❑ Mes bras : ....
- ❑ Autre : ....

....

Mes atouts :

- ❑ Mon nez (de fée)
- ❑ Mes yeux (de chat)
- ❑ Mon sourire (charmeur)
- ❑ Mes jambes (de gazelle)
- ❑ Ma taille (bien marquée)
- ❑ Ma chevelure (de reine)
- ❑ Mes mains (fines)
- ❑ Mes seins (bien proportionnés)
- ❑ Ma chute de reins (vertigineuse !)
- ❑ Mes cuisses (bien galbées)
- ❑ Mes bras (fins et musclés)
- ❑ Autre : ....

....

À bas mes complexes, je me mets en valeur

Vous avez identifié vos défauts et vos complexes ? Peut-être peuvent-ils être gommés ou améliorés. Par exemple, si vous avez les cheveux fins, demandez conseil à votre coiffeur pour choisir une coupe adaptée tenant compte de la nature de vos cheveux et de la forme de votre visage. Vos hanches sont trop larges ? Adaptez votre garde-robe en choisissant des vêtements qui marquent la taille sans être trop moulants. Vos yeux manquent d'éclat ? Demandez un conseil maquillage en boutique. Vous êtes complexée par votre petite taille ? Adoptez la bonne longueur de talons sans avoir l'impression d'être sur des échasses. Votre nez n'est pas parfait ? Mettez en valeur vos yeux, on ne verra qu'eux !

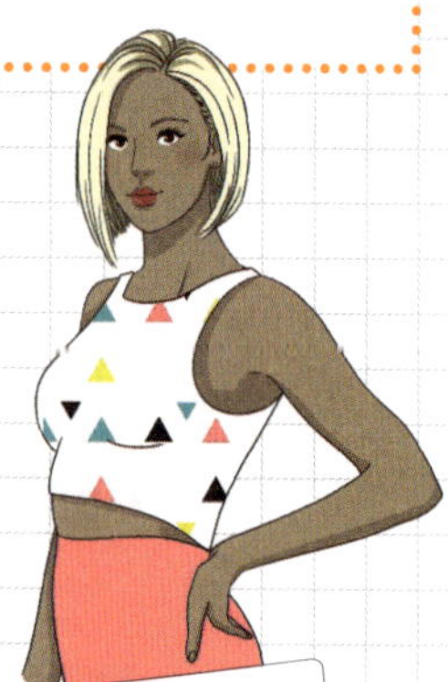

En mettant en valeur vos atouts, vos petits défauts passeront inaperçus et vos complexes disparaîtront !

Quel que soit votre poids, mettez vos atouts en valeur : que ce soit vos jambes, votre visage, vos cheveux… Peu importe, le tout est de focaliser votre attention sur ce qui fait de vous une femme séduisante ! Alors, arrêtez de regarder vos petits défauts, de toute façon, ils font partie de vous… peut-être même qu'ils font votre charme !

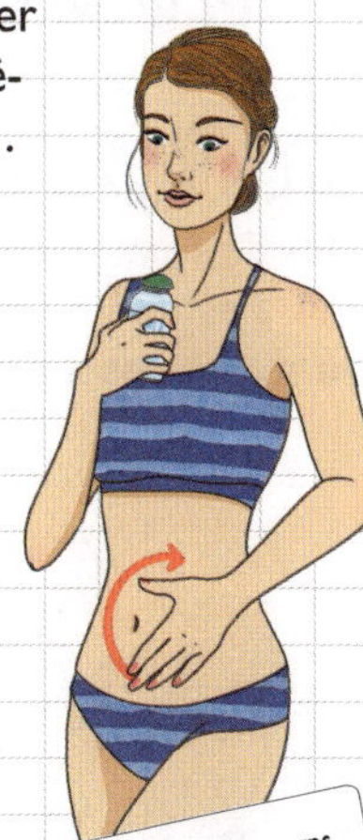

Je me bichonne

N'attendez pas d'avoir atteint vos objectifs en termes de poids et de mensurations pour prendre soin de vous !
Les crèmes amincissantes ne vous feront pas perdre 10 cm de tour de hanches, mais elles vous aideront à retrouver une peau plus lisse, plus nette. Et surtout, pendant 5 petites minutes, vous prenez soin de vous, ce qui permet de vous connecter avec votre corps… Faites-le en toute conscience : prenez le temps de vous masser, de caresser votre peau, vous serez surprise du bien-être ressenti !
Accordez-vous un peu de temps pour prendre soin de vous : allez au hammam, prenez rendez-vous chez l'esthéticienne, offrez-vous un modelage californien…

En prenant soin de votre corps, vous vous le réappropriez et vous aurez envie de bouger plus et de manger mieux.

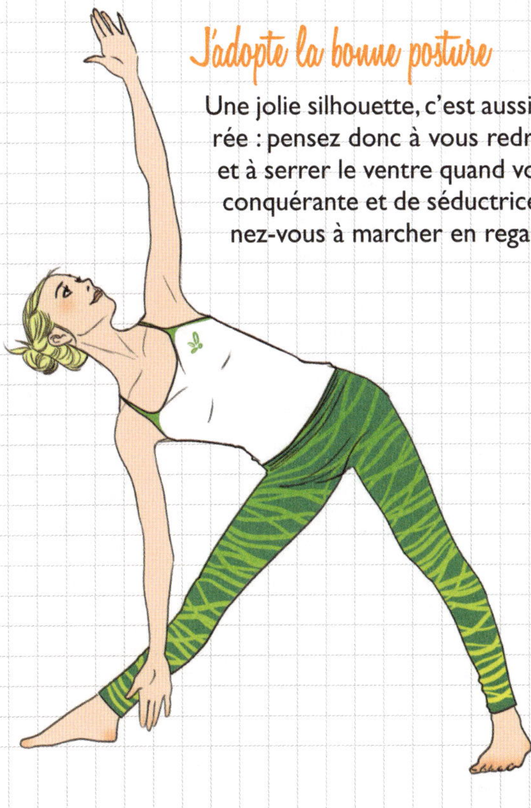

J'adopte la bonne posture

Une jolie silhouette, c'est aussi un bon maintien et une démarche assurée : pensez donc à vous redresser, à maintenir les épaules en arrière et à serrer le ventre quand vous marchez. Pour adopter une allure de conquérante et de séductrice, posez un livre sur votre tête et entraînez-vous à marcher en regardant droit devant vous !

Je gère mon stress

Le stress est une réponse normale de l'organisme à notre environnement. Mais parfois (voire souvent !), la dose de stress dépasse nos capacités d'absorption, le stress devient chronique et entraîne une fatigue anormale. Outre les difficultés psychologiques que génère le stress (perte d'estime de soi, sensations d'épuisement et d'impuissance…), cette vilaine petite bête noire n'aide pas à retrouver une jolie silhouette : non seulement on est tentée d'engloutir la tablette de chocolat aux noisettes pour la chasser (bah non, elle est toujours là une fois la tablette avalée…) mais en plus, elle n'aide pas à conserver un ventre plat (vous savez, cette désagréable sensation d'avoir avalé un ballon plein d'hélium).

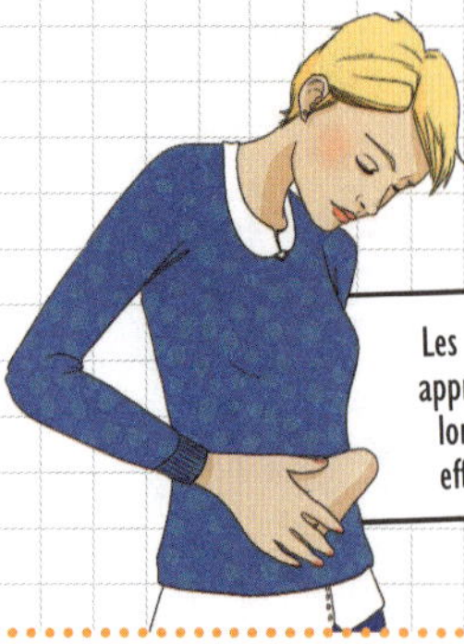

Les hormones féminines et le cycle menstruel n'aident pas toujours à rester zen, surtout quand les règles approchent ! Si vous faites partie de celles dont l'appétit se décuple et les envies de sucre explosent lors de cette période critique, pensez au chrome, en ampoules de préférence. C'est un oligoélément très efficace pour réduire les envies sucrées et apaiser la faim.

Reconnaître le stress

Le stress se manifeste sous différentes facettes. Comment vous assaille-t-il le plus souvent ?

- ❑ Nervosité/irritabilité : vous montez sur vos grands chevaux pour un oui ou pour un non.
- ❑ Fatigue inhabituelle : le moindre effort devient une montagne à escalader.
- ❑ Anxiété : chaque situation inhabituelle vous fait paniquer.
- ❑ Sommeil perturbé : vous faites la crêpe pendant plus d'une heure avant de vous endormir et/ou vous faites le hibou à 3 heures du matin.
- ❑ Troubles de la mémoire : vous cherchez vos clés à tout bout de champ.
- ❑ Perte d'enthousiasme : rien ne vous motive…
- ❑ Sensations de ballonnements : votre ventre gonfle comme un ballon de baudruche.
- ❑ Troubles digestifs : votre transit s'accélère dangereusement.
- ❑ Palpitations : votre cœur s'emballe sans raison.
- ❑ Transpiration excessive : au secours, j'ai des auréoles sous les bras !
- ❑ Eczéma : help, j'ai des plaques rouges qui apparaissent sur tout le corps !
- ❑ Compulsions alimentaires : il vous est impossible de résister à l'appel de la tablette de chocolat.

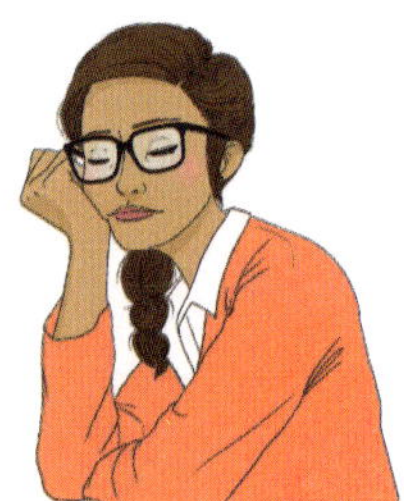

Je chasse mon stress

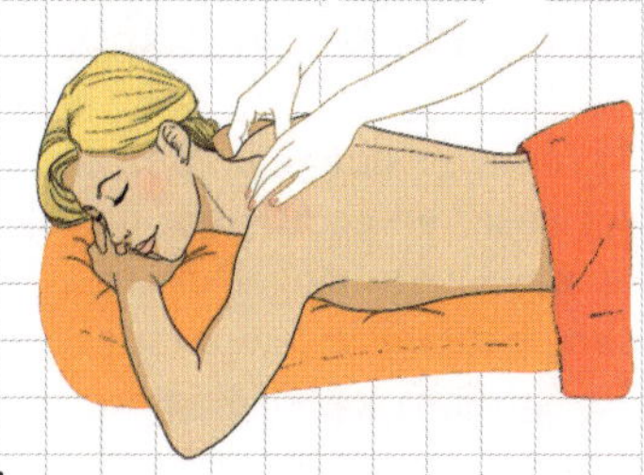

Quand le stress est bien installé, il faut le prendre à bras-le-corps ! Pour cela, je vous propose plusieurs techniques qui ont fait leurs preuves…

Respirer profondément : c'est une technique efficace qui peut être pratiquée n'importe où, n'importe quand ! Alors, quand la pression monte, isolez-vous pendant quelques minutes et fermez les yeux. Inspirez sur trois temps par le nez, bloquez votre respiration sur trois temps, puis expirez profondément sur six temps par la bouche. En expirant, visualisez mentalement vos soucis et vos tracas sortir de votre bouche. Faites cet exercice jusqu'à ce que vous vous sentiez apaisée.

Le yoga, la sophrologie et la méditation permettent de réduire efficacement le stress en se centrant sur soi. Vous vous sentez rapidement plus zen et appréhendez les difficultés avec davantage de recul et moins d'appréhension. Si vous ne connaissez pas ces techniques, renseignez-vous autour de vous pour identifier les professionnels qui proposent ces disciplines. Le mieux est de prendre quelques cours pour bien maîtriser chaque technique.

La pratique du Pilates permet aussi de décompresser, ça tombe bien, vous en faites cette semaine !

Ralentir : aujourd'hui tout va vite… Mais est-ce vraiment ce qui rend heureux ? Il semblerait qu'au contraire, prendre le temps de vivre et d'apprécier ce qui nous entoure nous apporte joie et sérénité. Respectez vos rythmes de sommeil, prenez chaque jour un peu de temps pour vous détendre (avec un bon livre, dans un bain chaud, en vous promenant en pleine nature…), faites-vous plaisir, c'est important pour votre bien-être !

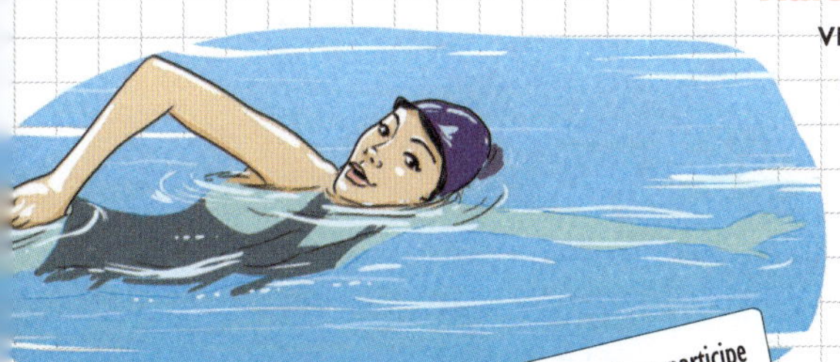

L'activité physique participe à la réduction du stress. Ne zappez pas vos séances d'entraînement !

Je note les activités simples qui me font du bien…

…………………………………………………………………………………………

…………………………………………………………………………………………

…………………………………………………………………………………………

Mes body-fit repas

Après avoir donné un bon coup de starter à votre perte de poids, vous allez à présent enrichir vos repas en choisissant des aliments à IG < 50, ce qui laisse davantage de liberté alimentaire : vous pouvez manger des spaghettis *al dente*, du riz basmati, des patates douces… En voilà de bons petits plats en perspective !
Il s'agit de la « phase de croisière », que vous pouvez suivre aussi longtemps que vous en avez besoin.

Qu'est-ce que je mange ?

Continuez à suivre les règles de l'équilibre alimentaire (c'est la base du programme !) et de bien contrôler votre consommation de graisses visibles (matières grasses ajoutées) et cachées (aliments riches en graisses).

Attention aux excès de fruits et légumes crus qui peuvent irriter l'intestin et entraîner des ballonnements !

Côté céréales et féculents, piochez dans la liste des aliments à IG < 50 (voir p. 22) : riz basmati ou complet, spaghettis (cuits *al dente*), boulgour, semoule de blé complet, sarrasin, müesli sans sucres ajoutés, pain intégral (mais on n'a pas dit « complet »), patates douces… et consommez-les systématiquement avec des légumes crus ou cuits pour bien équilibrer votre repas.

La bonne quantité : environ 150 g (poids cuit) de céréales par repas ou environ 50 g de pain intégral (à moduler en fonction de votre appétit).

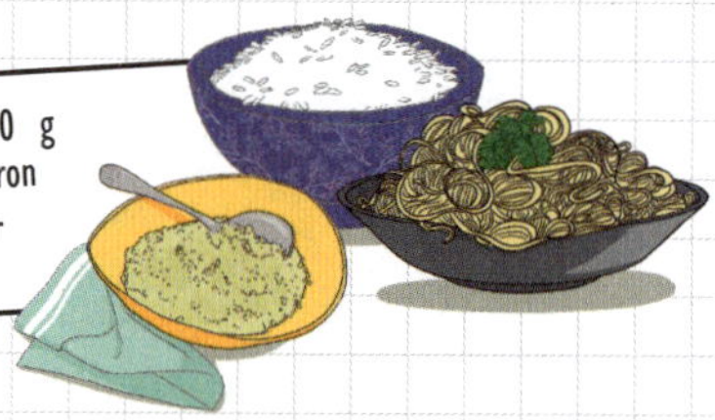

Et au petit déjeuner ?

- Du pain intégral avec un peu de beurre, de margarine ou de fromage.
- Un ramequin de müesli sans sucres ajoutés avec du lait (de vache ou végétal) ou un laitage.
- Un *overnight oatmeal* fait avec des flocons d'avoine, de sarrasin ou de quinoa (voir p. 42).

Votre petit déjeuner à IG < 35 (phase 1) vous convient ? Continuez ainsi !

Dans certaines boulangeries, on trouve des pains spéciaux : Energus 10, Probody ou Vistaforme. Ces pains sont compatibles avec la méthode (IG bas, riches en fibres, pauvres en glucides) et très savoureux. À vous de les tester !

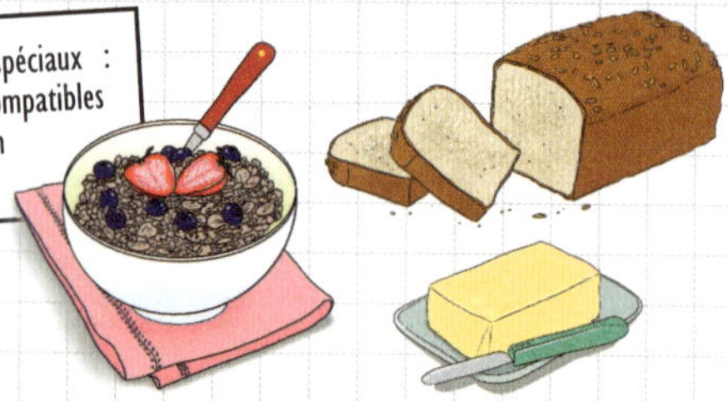

Mon cheat meal

Le cheat meal ne compromettra pas votre perte de poids si vous reprenez votre programme à IG bas au repas suivant !

Passons aux choses intéressantes : chaque semaine, vous pouvez sortir votre joker ! Il s'agit d'un repas (un seul !) où vous mangez ce que vous voulez à IG élevé : des frites, des lasagnes, une part de pâtisserie, une glace… À vous de choisir ! Si vous avez une sortie au restaurant ou une invitation, vous pouvez ainsi vous faire plaisir sans culpabiliser, ce qui aide à mieux suivre le programme sur la durée.

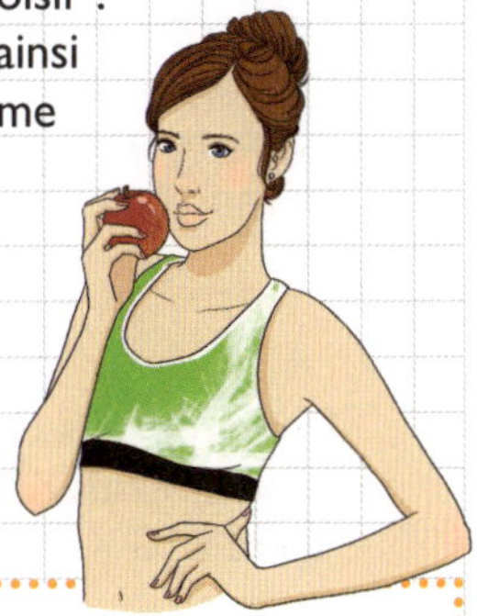

Ma liste de course pour la 3e semaine

Voici les aliments qui entreront dans les menus de votre 3e semaine d'entraînement (voir p. 62). À votre liste de course !

Épicerie

- ❑ Pain intégral ou Wasa® fibres
- ❑ Haricots rouges
- ❑ Quinoa
- ❑ Petits pois au jus
- ❑ Lentilles au naturel
- ❑ Tomates pelées
- ❑ Thon au naturel
- ❑ Spaghettis semi-complets
- ❑ Blé et boulgour
- ❑ Poudre d'amandes
- ❑ Jus de citron
- ❑ Chocolat noir à 70 % de cacao
- ❑ Épices : paprika, cumin, chili en poudre
- ❑ Vin blanc sec

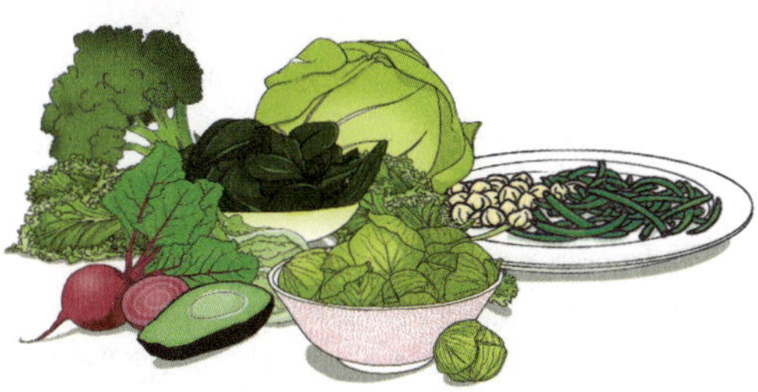

Surgelés

- ❑ Haricots verts nature
- ❑ Dos de cabillaud
- ❑ Purée de céleri nature
- ❑ Fonds d'artichauts
- ❑ Purées de légumes nature
- ❑ Julienne de légumes
- ❑ Herbes : ciboulette

Fruits et légumes

- ❑ Fruits de saison + pommes, poires
- ❑ Salades variées, mâche et endives
- ❑ Tomates, tomates cerise
- ❑ Poivron rouge
- ❑ Carottes
- ❑ Concombre
- ❑ Champignons de Paris
- ❑ Patates douces
- ❑ Avocat
- ❑ Oignons blancs, échalotes
- ❑ Betteraves rouges cuites
- ❑ Herbes fraîches : basilic, menthe

Crémerie/frais

- ❑ Yaourts nature
- ❑ Petits-suisses nature
- ❑ Yaourts au soja nature
- ❑ Fromages blancs au lait de brebis
- ❑ Feta
- ❑ Fromage frais
- ❑ Compotes sans sucres ajoutés
- ❑ Œufs frais

Magasin bio (ou rayons bio ou cuisine du monde)

- ❑ Farine de pois chiches
- ❑ Petits flocons d'avoine
- ❑ Sucre à IG < 35 : sirop d'agave, fructose…

Boucherie/charcuterie

- ❑ Escalopes de veau
- ❑ Blancs de poulet
- ❑ Steaks hachés à 5 % de MG
- ❑ Jambon de volaille
- ❑ Allumettes de bacon fumé
- ❑ Rôti de porc

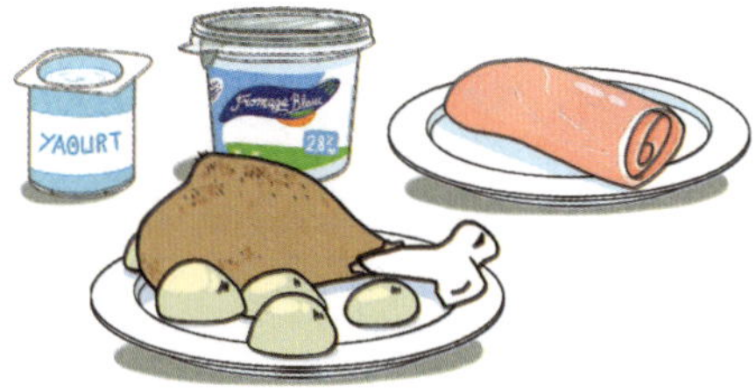

Mes body-fit menus

Voici une semaine de menus équilibrés composés d'aliments à IG bas (IG < 50), pour vous régaler et continuer à vous modeler une jolie silhouette. En fonction de la saison et de vos goûts, n'hésitez pas à remplacer un aliment par un autre de la même famille.

JOUR 1

Déjeuner

- Tartare de tomate et avocat
- Escalope de veau poêlée
- Blé et haricots verts vapeur + huile d'olive
- 1 fromage blanc au lait de brebis

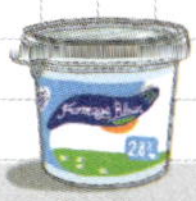

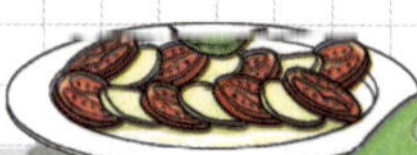

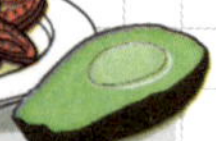

Tartare de tomate et avocat

Détaillez en petits cubes ½ avocat bien mûr et arrosez de jus de citron. Coupez 1 tomate en cubes de la même taille que l'avocat, salez et ajoutez 1 c. à c. d'huile d'olive. Mélangez. À l'aide d'un emporte-pièce rond, formez le tartare avec l'avocat dans le fond (tassez bien) et la tomate par-dessus. Décorez de persil ciselé. Si vous n'avez pas d'emporte-pièce, présentez le tartare dans un verre à whisky.

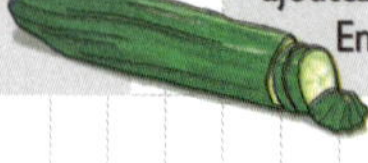

Dîner

- Velouté glacé de concombre au yaourt et menthe
- 1 à 2 œufs coque + mouillettes de pain intégral
- Salade de mâche + vinaigrette
- 1 fruit frais de saison

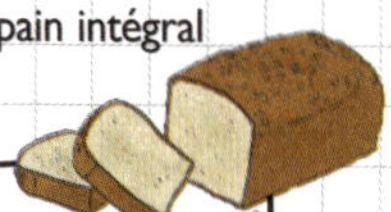

Où trouver du pain intégral ?
Votre boulanger ne fait pas de pain intégral ? Rendez-vous chez Picard (magasin de surgelés) : on y trouve un « pain complet » tranché qui est en réalité un pain intégral (farine T 150) !

Velouté glacé de concombre au yaourt et menthe

Mixez ½ concombre épluché et coupé en morceaux avec ¼ d'oignon blanc, 1 verre d'eau froide, ½ yaourt nature et quelques feuilles de menthe ciselées. Salez, poivrez, ajoutez 1 c. à c. de jus de citron et mixez à nouveau. Entreposez au réfrigérateur pendant au moins 2 h.

JOUR 2

Déjeuner

- Taboulé au boulgour
- Steak haché à 5 % de MG + moutarde
- Endives braisées
- 1 compote sans sucres ajoutés
- 1 tranche de pain intégral

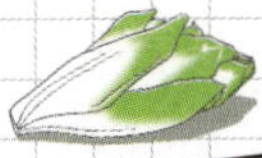

Préparez davantage de taboulé, vous le finirez au dîner et votre repas sera ainsi prêt en 5 minutes chrono !

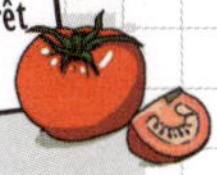

Taboulé au boulgour (pour 4 personnes)

Faites cuire 100 g de boulgour à l'eau bouillante salée et égouttez. Coupez en morceaux très fins 2 tomates, ½ concombre, 1 petit oignon blanc et ½ poivron. Arrosez de jus de citron, salez et ajoutez 2 c. à s. d'huile d'olive, 80 g de feta en morceaux et de la menthe fraîche ciselée. Réservez au frais pendant 2 h.

Dîner

- Restes de taboulé au boulgour
- Jambon de volaille
- Purée de céleri (surgelée nature) + sel + crème légère
- 2 petits-suisses nature

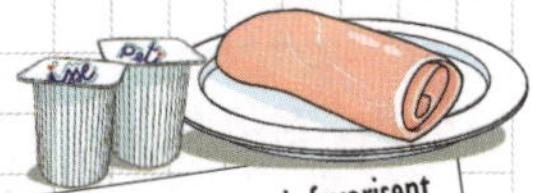

Méfiez-vous des excès de sel qui favorisent la rétention d'eau et l'effet « gonflette ». Prenez l'habitude de goûter votre plat avant d'en rajouter !

JOUR 3

Déjeuner

- Salade verte + vinaigrette
- Blanc de poulet poêlé
- Frites épicées de patates douces
- 1 yaourt au soja nature + sucre à IG bas

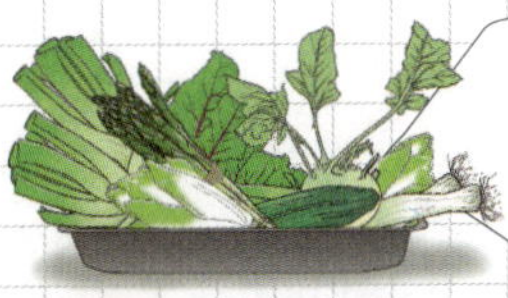

Ce repas ne contient pas de légume cuit. Servez-vous une belle portion de salade verte !

Frites épicées de patates douces

Épluchez et coupez 200 g de patate douce en frites. Mettez-les dans un petit saladier, puis ajoutez 1 c. à s. d'huile d'olive et mélangez. Mélangez ½ c. à c. de paprika avec ½ c. à c. de fructose, un soupçon de piment et un peu de sel. Ajoutez cette préparation et mélangez à nouveau. Versez les frites en une seule couche sur une plaque recouverte de papier sulfurisé et enfournez à 200 °C (th. 7) pour 20 à 25 min.

Dîner

Au secours, des amis débarquent à l'heure de l'apéro ! Pas de panique, préparez un apéro léger :

- tomates cerise, bâtonnets de carottes et concombre et petits toasts de pain intégral avec rillettes de thon, prêt en 5 minutes chrono !
- Côté boisson, évitez les alcools sucrés (vins doux, cocktails…) et misez sur un fond de vin (rouge, rosé ou blanc).

Vous pouvez aussi sortir votre joker et profiter d'un apéritif plus riche entre amis !

Rillettes de thon (pour 1 bol)

Émiettez 1 boîte de thon au naturel égoutté. Mélangez avec 1 échalote hachée et 100 g de fromage frais (de vache ou de chèvre). Ajoutez un filet de jus de citron, du poivre et des câpres hachées (facultatif). Décorez avec de la ciboulette.

Vous n'avez plus très faim ? Prenez une petite assiette de salade composée et un fruit frais :

- Salade verte, tomate, concombre, œuf dur + huile d'olive et citron
- 1 fruit frais de saison
- +/– 1 tranche de pain intégral

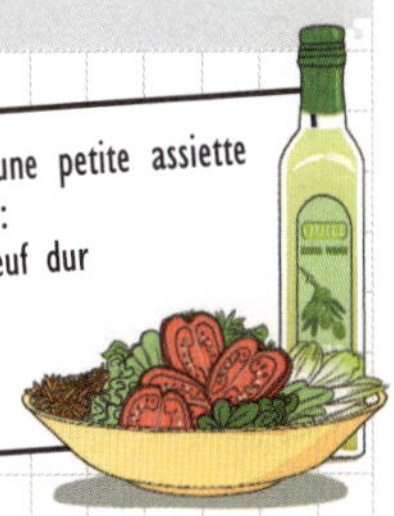

JOUR 4

Déjeuner

- Salade de lentilles, oignon blanc et feta + vinaigrette
- Papillote de cabillaud et sa julienne de légumes
- 1 fruit frais de saison

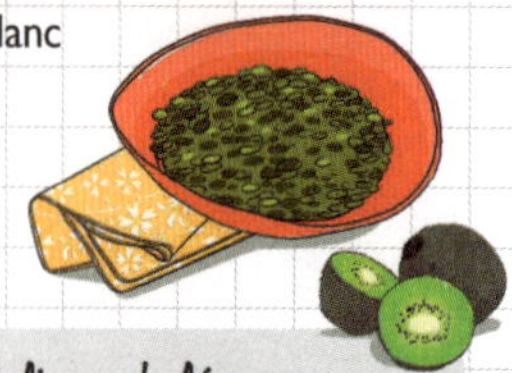

Papillote de cabillaud et sa julienne de légumes

Épluchez et émincez 1 échalote, puis mélangez-la avec 200 g de julienne de légumes décongelée. Disposez les légumes au centre d'un papier sulfurisé et ajoutez 1 c. à c. d'huile d'olive. Disposez par-dessus 1 dos de cabillaud décongelé. Salez, poivrez, saupoudrez d'herbes de Provence et ajoutez 2 rondelles de citron. Fermez la papillote et enfournez à 180 °C (th. 6) pour 15 à 20 min.

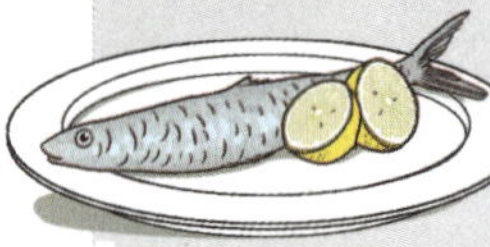

Dîner

- Salade océane
- 1 fromage blanc au lait de brebis
- 1 tranche de pain intégral

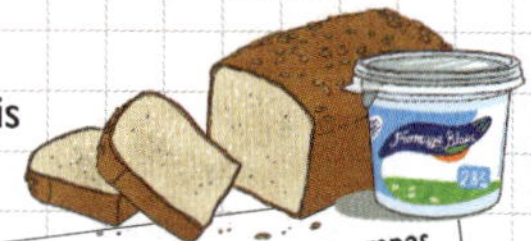

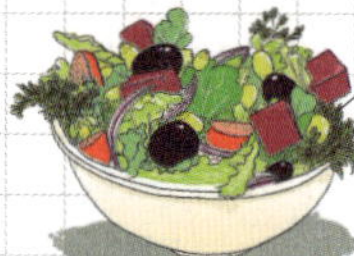

Les salades composées constituent un repas complet et léger. Ne les noyez pas sous une épaisse couche de sauce, vous les transformeriez en bombe calorique !

Salade océane

Détaillez en lanières fines 2 tranches de truite fumée. Coupez quelques tomates cerise en deux. Coupez et citronnez ½ avocat bien mûr. Lavez et émincez quelques champignons de Paris. Mettez tous ces ingrédients sur un lit de salade verte de votre choix, assaisonnez avec un peu de jus de citron et d'huile et régalez-vous ! Si vous aimez le sucré-salé, ajoutez des morceaux de fruits frais (ananas, pomme ou mangue).

JOUR 5

Déjeuner

- Concombre + yaourt nature + sel + menthe
- Spaghettis carbonara aux allumettes de bacon
- 1 pomme cuite au four

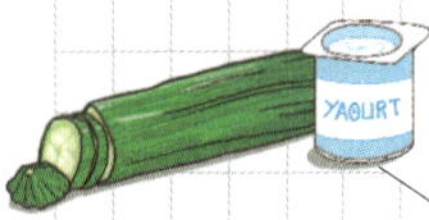

Les allumettes de bacon ressemblent aux lardons mais leur teneur en graisses ne dépasse pas 5 % alors que celle des lardons avoisine les 25 %. Le choix est vite fait !

Spaghettis carbonara aux allumettes de bacon

Faites cuire 50 g de spaghettis semi-complets *al dente*. Dans une poêle antiadhésive, faites revenir 100 g de champignons de Paris émincés. Mettez les spaghettis dans un plat allant au four à micro-ondes, ajoutez les champignons, 50 g d'allumettes de bacon fumé et 2 à 3 c. à s. de crème légère (à 15 % de MG maximum, ou crème de soja). Mélangez et faites chauffer pendant 1 min. C'est prêt !

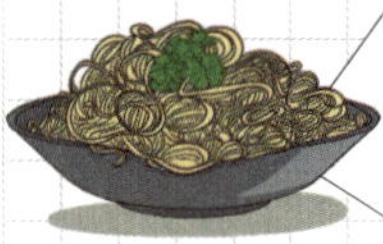

Les spaghettis complets ne sont pas toujours appréciés (texture plus ferme, couleur foncée…). Choisissez plutôt des spaghettis semi-complets, ils sont excellents !

Dîner

- Tomates cerise à la croque
- Omelette aux fines herbes
- Quinoa et barigoule d'artichauts
- Fromage blanc au lait de brebis

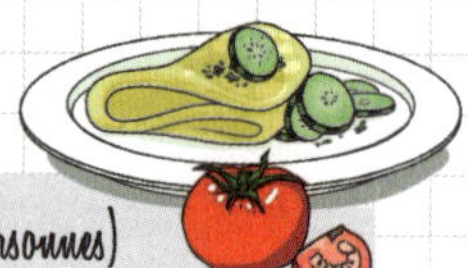

Barigoule d'artichauts (pour 4 personnes)

Faites cuire dans le panier d'un autocuiseur 600 g de fonds d'artichauts (regardez le temps indiqué sur le sachet). Pendant ce temps, émincez 1 oignon et faites-le revenir avec 100 g d'allumettes de bacon. Ajoutez ½ verre de vin blanc et les fonds d'artichauts coupés en quatre. Saupoudrez de thym et poursuivez la cuisson à feu doux pendant 10 min.

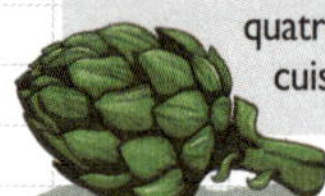

Vous avez tendance à « ballonner » ?
Mastiquez bien à table et limitez les boissons gazeuses. Méfiez-vous des chewing-gums (même sans sucre) : ils vous font avaler de l'air.

JOUR 6

Déjeuner

- Betteraves rouges + vinaigrette
- Quinoa mexicain
- 1 pomme

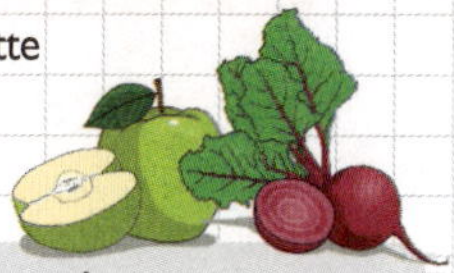

Quinoa mexicain (pour 4 personnes)

Faites cuire 200 g de quinoa et égouttez-le. Émincez 1 oignon, coupez en lanières 1 poivron rouge, puis faites-les revenir avec 2 c. à s. d'huile d'olive. Ajoutez 2 steaks hachés à 5 % de MG, 1 c. à c. de cumin et 1 c. à c. de poudre de chili, ½ verre de vin blanc et 1 petite boîte de tomates pelées. Laissez mijoter pendant 30 min. Ajoutez 1 petite boîte de haricots rouges égouttés et poursuivez la cuisson 10 min. Mélangez avec le quinoa au moment de servir.

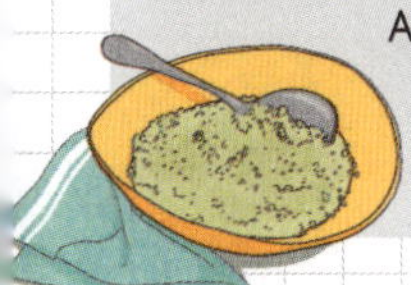

Dîner

Ce soir, je vous propose de composer vous-même votre menu, avec ce qu'il reste dans votre frigo : c'est la cuisine anti-gaspi !

Mon menu du soir :

....

....

....

Pour rappel ! Un repas complet est constitué d'une source de protéines (viande, poisson, œufs, jambon, tofu...), de légumes crus et/ou cuits, de céréales ou légumineuses ou pain à IG bas, d'un fruit, et éventuellement d'un produit laitier (non obligatoire !).

JOUR 7

Déjeuner

Le dimanche, on se régale ! Je vous propose un bon dessert avec du chocolat... OUI, vous pouvez, bon appétit !

- Carottes râpées au citron
- Rôti de porc au four
- Petits pois dans leur jus
- Crumble poire-chocolat

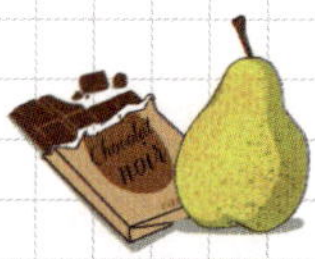

Crumble poire-chocolat (pour 6 gourmands)

Épluchez et coupez en morceaux 5 poires et faites-les cuire avec 2 c. à s. de fructose à 180 °C (th. 6) pendant 10 min dans un moule à gâteau. Coupez 60 g de chocolat noir à 70 % de cacao en morceaux et déposez-les sur les poires. Mélangez grossièrement 40 g de farine intégrale (T 150) avec 60 g de petits flocons d'avoine, 4 c. à s. de sirop d'agave, 40 g de poudre d'amandes, 40 g de beurre fondu et 1 pincée de sel. Parsemez ce mélange sur les poires et enfournez à nouveau pour 20 min. Dégustez tiède ou froid.

Dîner

- Tomate surprise
- Salade verte aux noix
  \+ vinaigrette
- 1 compote sans sucres ajoutés
- 1 tranche de pain intégral

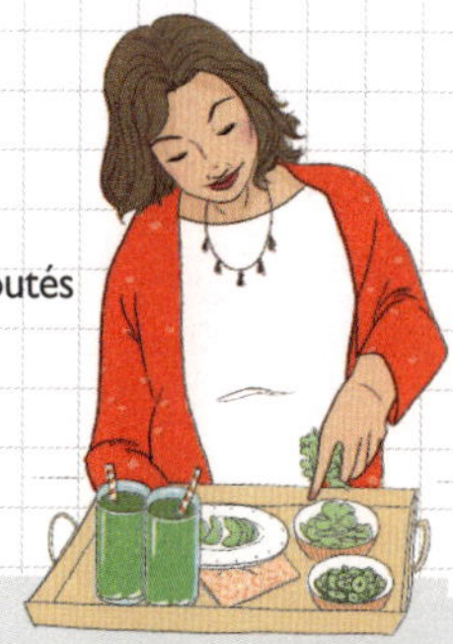

Tomate surprise

Lavez et coupez le chapeau d'1 grosse tomate. Videz-la, gardez une partie de la pulpe et mélangez-la avec ½ petite boîte de thon au naturel égoutté, 25 g de fromage frais, 1 petite échalote hachée, du poivre et de la ciboulette ciselée. Garnissez la tomate et repositionnez son chapeau. Dégustez bien frais.

Qu'ils soient prévus ou improvisés, notez ici vos cheat meals :

3e semaine :

....

....

....

....

4e semaine :

....

....

....

....

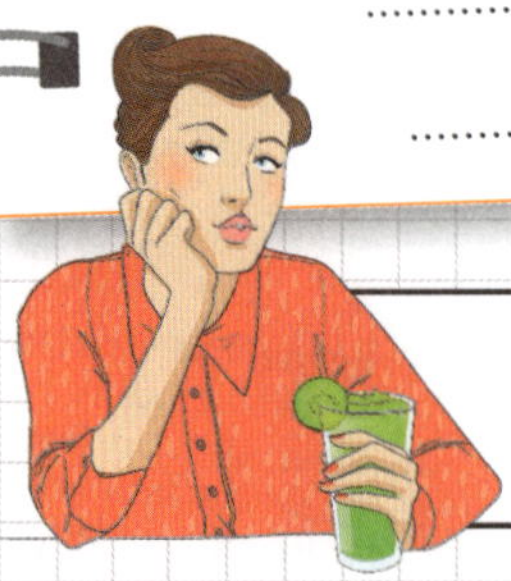

Pour votre 4e semaine, reprenez ces menus en remplaçant certains aliments par des équivalents si vous le souhaitez.

Je fais mon bilan silhouette

Mon nouveau poids à la fin de la 3e semaine : .... kg

Mon nouveau poids à la fin de la 4e semaine : .... kg

Pesez-vous toujours dans les mêmes conditions : par exemple, le matin dès le réveil, après être allée aux toilettes, et pas plus d'une fois par semaine !

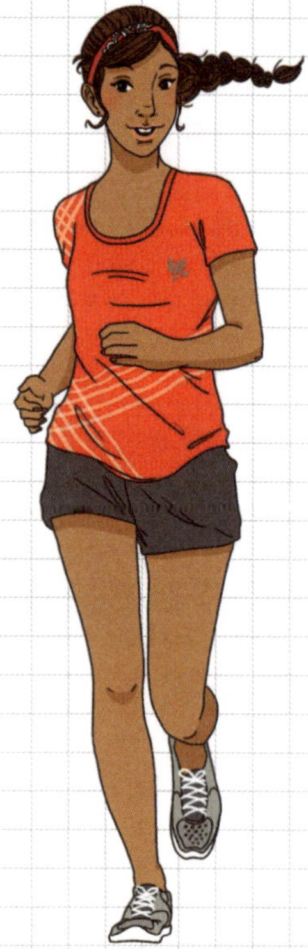

Mes mensurations à la fin de la 4e semaine :

Mon tour de taille : .... cm

Mon tour de hanches : ...... cm

Mon tour de cuisses : .... cm

Chapitre 6

Une silhouette mieux dessinée et musclée

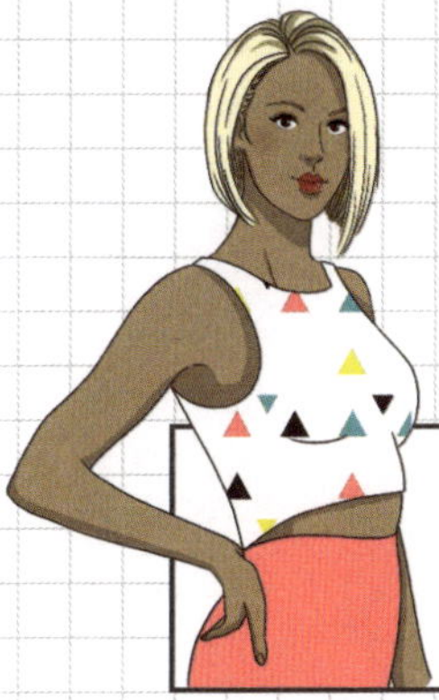

Vous aimez les corps musclés comme celui de la chanteuse Pink ? Les silhouettes bien dessinées comme celle de Rihanna ? Alors, ce chapitre dédié à la musculation va vous plaire : fini, les bras tous mous, les fesses plates et les épaules tombantes !

On grimpe encore d'un cran dans l'intensité des exercices pour ces semaines 5 et 6 : c'est l'étape de renforcement musculaire !

Je renforce ma masse musculaire

Une chaudière plus performante

Renforcer votre masse musculaire permet non seulement de vous sculpter une jolie silhouette, mais aussi d'augmenter votre « métabolisme de base », car les muscles ont besoin de beaucoup d'énergie. Résultat : vous brûlez davantage de calories, même en dormant ! C'est un peu comme si votre chaudière changeait de catégorie en passant de la « moyenne gamme » au « haut de gamme ».

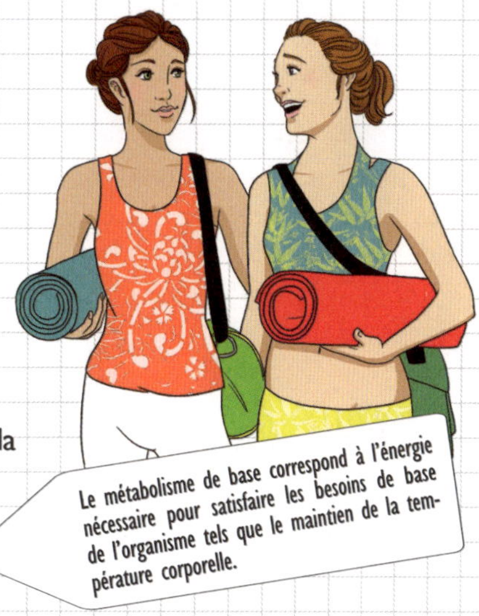

Le métabolisme de base correspond à l'énergie nécessaire pour satisfaire les besoins de base de l'organisme tels que le maintien de la température corporelle.

Une silhouette harmonieuse

Bien sûr, il n'est pas question de développer à outrance votre musculature ni de ressembler à une body-buildeuse, mais plutôt de développer les muscles qui en ont besoin jusqu'à obtenir une silhouette qui vous convient et dont vous êtes fière : de jolies épaules toutes rondes, des fesses bien rebondies, des cuisses galbées et des jambes fuselées…

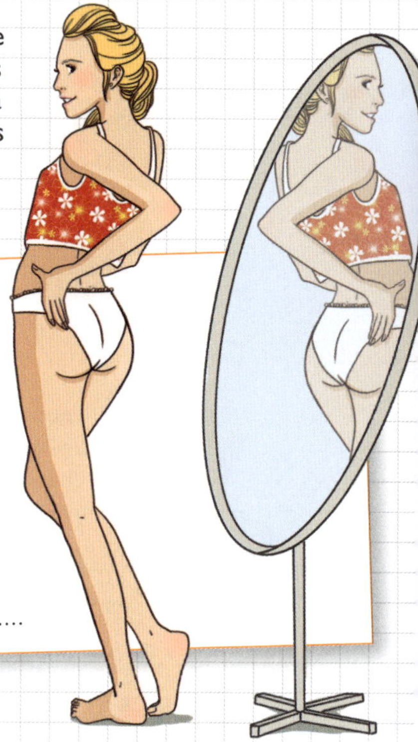

Observez attentivement chaque partie de votre corps dans un miroir et notez ci-dessous les parties que vous souhaitez muscler :

………………………………………………………………

………………………………………………………………

………………………………………………………………

………………………………………………………………

Comment sculpter ma silhouette ?

Pour renforcer votre musculature, j'ai sélectionné des exercices ciblés qui utilisent uniquement le poids du corps (ce qui n'est déjà pas si mal !). Soyez bien rigoureuse quant au nombre de répétitions et/ou le nombre de séries car c'est précisément ce qui permet au muscle de se développer !

Pour un résultat optimal, les muscles ne doivent pas être masqués sous une épaisse couche de graisse. Prenez donc le temps qu'il faut pour affiner votre silhouette !

Mes exercices de musculation

Les exercices qui suivent sont plutôt simples. Vous aurez besoin d'un tapis de sol et de bouteilles d'eau (petites et grandes, remplies bien évidemment !)

Un ventre plus sexy

Un ventre sexy est un ventre tonique. Les exercices de gainage permettent de tonifier la sangle abdominale et de renforcer les muscles profonds. Attaquons-nous maintenant aux muscles plus superficiels, ceux qui se voient ! Sans aller jusqu'au six pack, vous pouvez raffermir vos muscles et donner à votre ventre un aspect plus ferme et gainé. Pour cela, voici 3 exercices qui permettent de muscler les abdominaux du haut, du bas et les obliques.

> Pour une efficacité optimale, **enchaînez les séries d'exercices** en limitant le **temps de récupération** à **30 secondes maximum** !

❶ Les crunchs

À ne pas confondre avec le fameux chocolat au lait au riz soufflé !
Allongez-vous et plaquez bien votre dos au sol, jambes pliées et pieds écartés de la largeur du bassin. Mettez les mains de chaque côté de la tête, expirez et décollez lentement les épaules et le haut du dos, en regardant vers le plafond et en serrant le ventre.
Inspirez en revenant à la position initiale.

Nombre de répétitions : 7 à 15

Temps de récupération : 15 à 30 secondes

Nombre de séries : 3 à 5

C'est dur ? Vous souffrez ? Vous grimacez ? Réduisez le nombre de répétitions ou gare aux affreuses courbatures… Vous ferez mieux la prochaine fois !

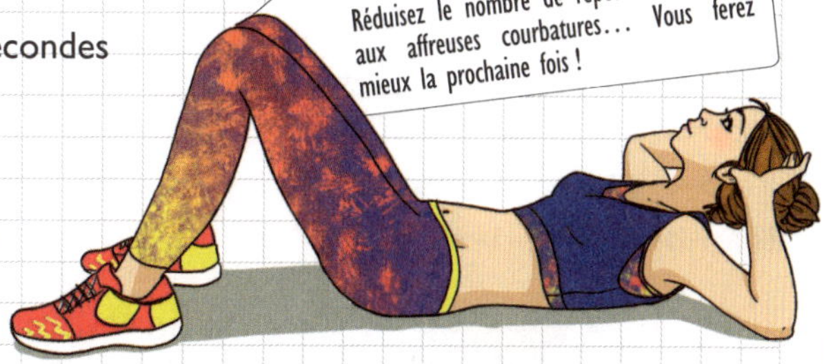

Ce qu'il ne faut pas faire…

- Décoller trop les épaules (pas plus que 10 à 15 cm).
- Mettre les mains sous la nuque et tirer.

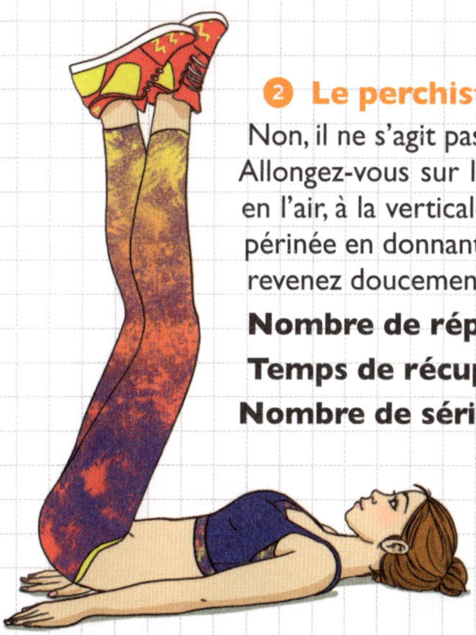

❷ Le perchiste

Non, il ne s'agit pas de sauter à la perche !
Allongez-vous sur le dos, placez les mains sous les fesses et levez les jambes en l'air, à la verticale (pieds joints ou chevilles croisées). Serrez le ventre et le périnée en donnant une impulsion à votre bassin pour décoller les fesses, puis revenez doucement à la position de départ.

Nombre de répétitions : 10 à 15

Temps de récupération : 15 à 30 secondes

Nombre de séries : 3 à 5

Cet exercice permet de faire travailler les abdominaux inférieurs.

Ce qu'il ne faut pas faire…

- Revenir à la position de départ sans « retenue ».
- Soulever la nuque.

❸ Les obliques

Allongez-vous sur le dos, pliez les jambes, pieds écartés de la largeur du bassin. Soulevez les épaules et le haut du dos, tendez les bras à l'extérieur des jambes, puis touchez alternativement vos chevilles avec vos mains en soufflant.

Nombre de répétitions : 15

Temps de récupération : 15 à 30 secondes

Nombre de séries : 3 à 5

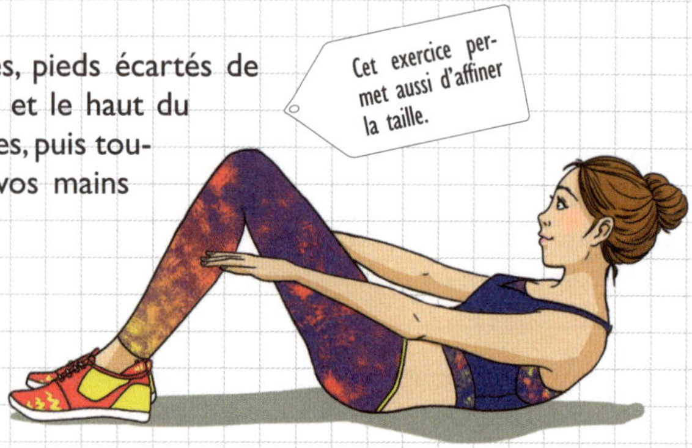
Cet exercice permet aussi d'affiner la taille.

Des cuisses mieux galbées

Qui n'a jamais rêvé d'avoir de jolies jambes fuselées avec juste ce qu'il faut de galbe au niveau des cuisses ? Arrêtez de rêver et mettez-vous au travail ! *No pain, no gain !*

❶ Les fentes

Debout, pieds joints, les mains sur les hanches, faites un pas en avant avec la jambe droite et descendez votre genou gauche jusqu'à ce qu'il frôle le sol. Gardez le dos bien droit. Revenez lentement à la position initiale.

Nombre de répétitions : 15 fois chaque jambe

Temps de récupération : 15 à 30 secondes

Nombre de séries : 3 à 5

Ce qu'il ne faut pas faire...

- Courber le dos.
- Se pencher en avant et mettre le poids du corps sur la jambe qui avance.
- Faire un pas trop grand en avant.

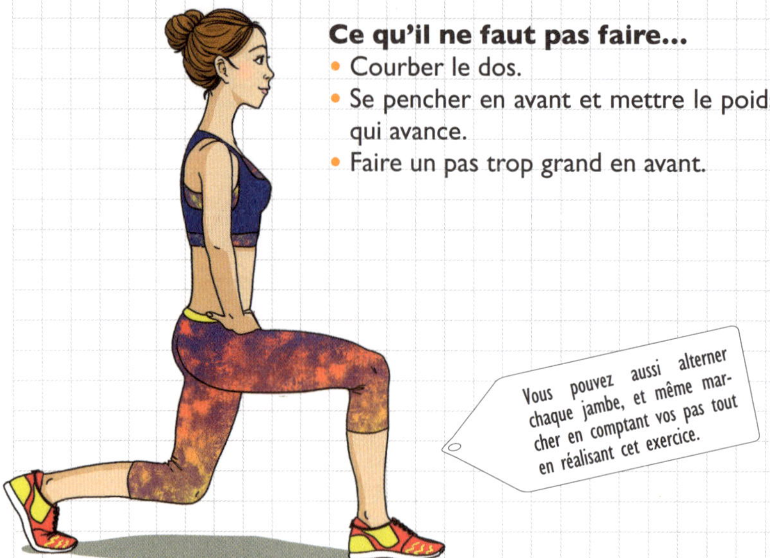
Vous pouvez aussi alterner chaque jambe, et même marcher en comptant vos pas tout en réalisant cet exercice.

❷ Les flexions

Pour cet exercice, prenez une chaise et mettez-la derrière vous. Debout, pieds écartés de la largeur du bassin, fléchissez les jambes comme si vous alliez vous asseoir sur la chaise, frôlez-la (non, on ne s'assoit pas, même si la tentation est grande !) et revenez à la position initiale. Stabilisez le corps en allongeant les bras devant vous et en fixant un point sur le mur d'en face. Gardez le dos bien droit.

Nombre de répétitions : 15

Temps de récupération : 15 à 30 secondes

Nombre de séries : 3 à 5

Ce qu'il ne faut pas faire…

- Se pencher trop en avant.
- Regarder ses pieds.
- Aller trop vite.

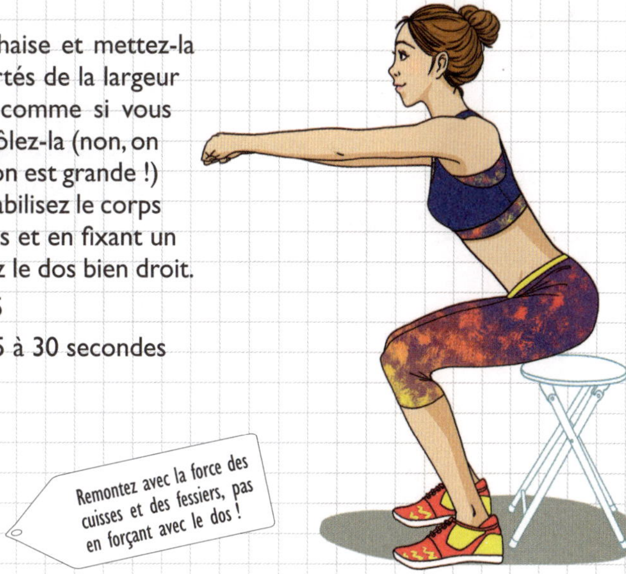
Remontez avec la force des cuisses et des fessiers, pas en forçant avec le dos !

❸ Le sumo squat

Pour finir, voici un exercice qui permet de muscler aussi l'intérieur des cuisses : vous allez faire le sumo !

Debout, les jambes écartées le plus possible et les pieds ouverts vers l'extérieur, pliez les genoux en gardant le dos bien droit jusqu'à ce que les cuisses soient parallèles au sol, puis revenez lentement à la position initiale. Écartez les bras tendus de chaque côté en même temps que vous descendez.

Nombre de répétitions : 15

Temps de récupération : 15 à 30 secondes

Nombre de séries : 3 à 5

Ce qu'il ne faut pas faire…

- Se pencher en avant.
- Regarder ses pieds.
- Forcer sur le dos en remontant.

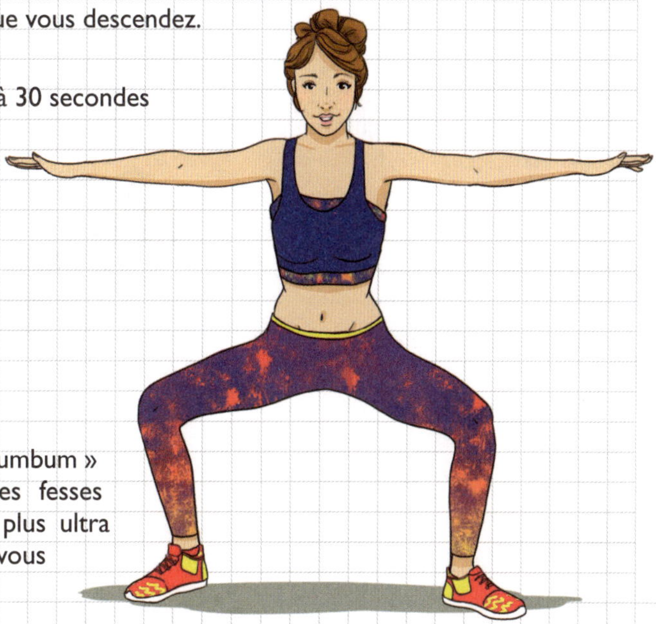

Des fesses plus fermes

Au Brésil, on les appelle les « bumbum » (prononcez « boum-boum ») : des fesses bombées et bien fermes, le nec plus ultra de la féminité… ultra sexy ! Ça vous tente ? Allez, c'est parti !

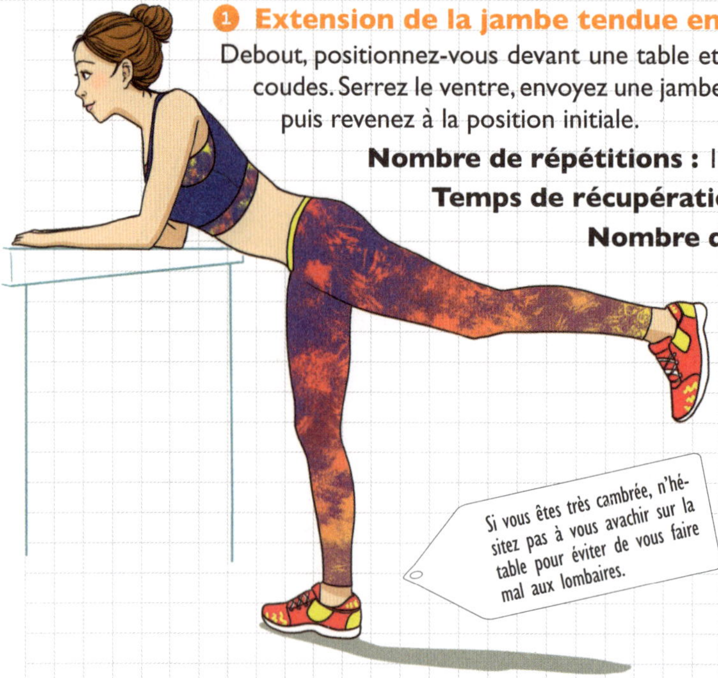

❶ Extension de la jambe tendue en arrière

Debout, positionnez-vous devant une table et prenez appui dessus avec les coudes. Serrez le ventre, envoyez une jambe en arrière, tendue, pied flexe, puis revenez à la position initiale.

Nombre de répétitions : 15 fois de chaque côté

Temps de récupération : 15 à 30 secondes

Nombre de séries : 3 à 5

Ce qu'il ne faut pas faire…

- Courber le dos.

Si vous êtes très cambrée, n'hésitez pas à vous avachir sur la table pour éviter de vous faire mal aux lombaires.

❷ Le kick up

Mettez-vous à quatre pattes, bras tendus, mains bien à plat sur le tapis de sol, juste en dessous des épaules. Serrez le ventre pour éviter de creuser le dos et levez une jambe derrière vous, genou fléchi à 90 degrés et pied flexe, jusqu'à ce que vous sentiez que « ça bloque », puis ramenez votre jambe, toujours fléchie, jusqu'à ce que votre genou frôle le sol.

Tous les muscles travaillent : le grand fessier, le moyen et le petit… Pas de jaloux !

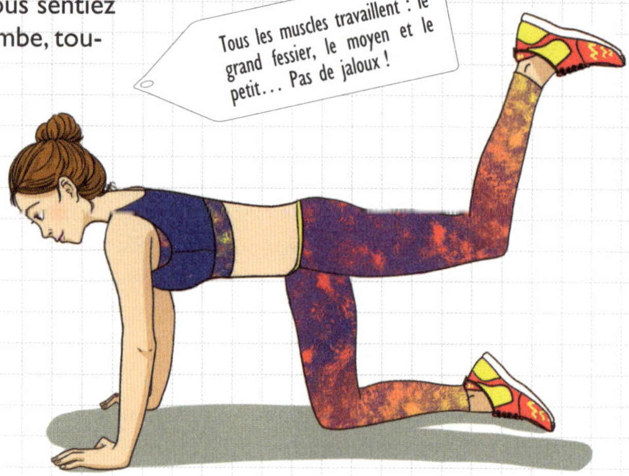

Nombre de répétitions : 15 fois de chaque côté

Temps de récupération : 15 à 30 secondes

Nombre de séries : 3 à 5

Ce qu'il ne faut pas faire…

- Creuser le dos.
- « Lâcher » les abdominaux.

❸ Le fire hydrant

Gardez la même position que pour le kick up, contractez bien les abdominaux et levez une jambe pliée sur le côté jusqu'à ce qu'elle soit parallèle au sol, puis revenez à la position de départ. Maintenez le bassin le plus immobile possible. Cet exercice est aussi appelé : « le chien qui fait pipi » !

Nombre de répétitions : 15 fois de chaque côté

Temps de récupération : 15 à 30 secondes

Nombre de séries : 3 à 5

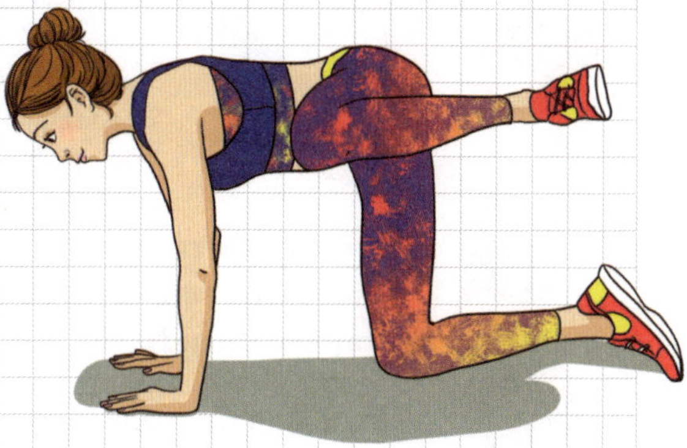

Ce qu'il ne faut pas faire…

- Creuser le dos.
- Tordre le bassin.

Des épaules mieux dessinées

Les femmes pensent rarement à faire travailler leurs épaules, trop focalisées qu'elles sont sur leurs cuisses, leurs fesses et leurs abdominaux ! Pourtant, quoi de plus sexy que des épaules toutes rondes chez une femme ? Alors, arrêtez de les négliger et insérez régulièrement dans votre programme d'entraînement les exercices qui suivent…

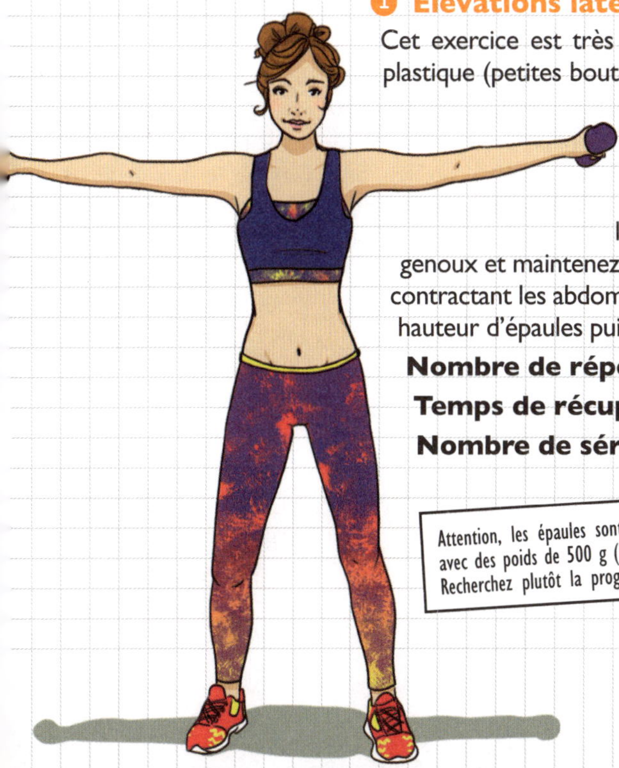

❶ Élévations latérales

Cet exercice est très simple : munissez-vous de 2 bouteilles en plastique (petites bouteilles de 50 cl d'eau pour les débutantes ou bouteilles d'1 ou 1,5 litre si vous êtes déjà confirmée) ou de petits haltères si vous en possédez (1 à 2 kg), et positionnez-vous debout, jambes écartées de la largeur des épaules. Pliez légèrement les genoux et maintenez le dos bien droit pendant tout l'exercice en contractant les abdominaux. Levez les bras de chaque côté jusqu'à hauteur d'épaules puis revenez à la position initiale.

Nombre de répétitions : 8 à 15

Temps de récupération : 15 à 30 secondes

Nombre de séries : 3 à 5

Attention, les épaules sont des articulations fragiles, allez-y doucement ! Commencez avec des poids de 500 g (bouteilles de 50 cl) et augmentez la charge progressivement. Recherchez plutôt la progression que la performance immédiate !

Ce qu'il ne faut pas faire…

- Crisper les épaules.
- Courber le dos.
- Garder les bras bien droits (pliez-les légèrement au niveau du coude).

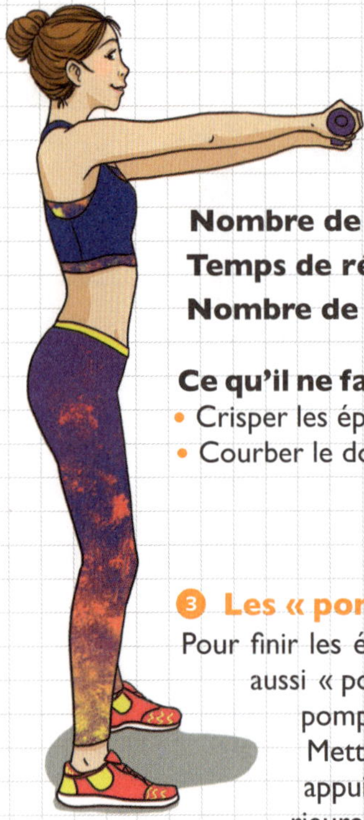

❷ Élévations frontales

Gardez la même position que pour les élévations latérales, mais au lieu de lever les bras sur les côtés, levez-les devant vous.

Nombre de répétitions : 8 à 15

Temps de récupération : 15 à 30 secondes

Nombre de séries : 3 à 5

Ce qu'il ne faut pas faire…

- Crisper les épaules.
- Courber le dos.

Oui, je sais : ça pique ! Allez, on tient bon ! Vous les aurez, vos épaules sexy !

❸ Les « pompes de filles »

Pour finir les épaules, je vous propose de faire des demi-pompes, appelées aussi « pompes de filles ». Eh oui, nous aussi, nous avons droit à nos pompes !

Mettez-vous à genoux sur le tapis de gym, avancez-vous et prenez appui sur vos mains posées à plat, écartées d'une largeur supérieure à celle des épaules et relevez les pieds joints. Bras tendus, vous avez le poids de votre corps sur vos bras. Gardez le dos droit et fléchissez les bras jusqu'à ce que votre tête frôle le sol, puis revenez à la position initiale.

Nombre de répétitions : 8 à 10

Temps de récupération : 15 à 30 secondes

Nombre de séries : 3 à 5

Ces pompes sont plus faciles que les pompes classiques car le poids du corps supporté par les bras est plus faible.

Ce qu'il ne faut pas faire…

- Regarder en face de vous (il vaut mieux maintenir la tête baissée).
- Bloquer votre respiration (soufflez bien !).

Cet exercice permet aussi de renforcer la sangle abdominale et de muscler les pectoraux et les bras.

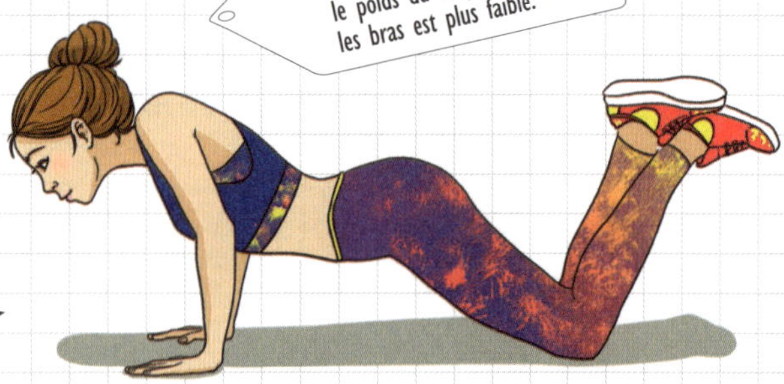

Des bras plus fuselés

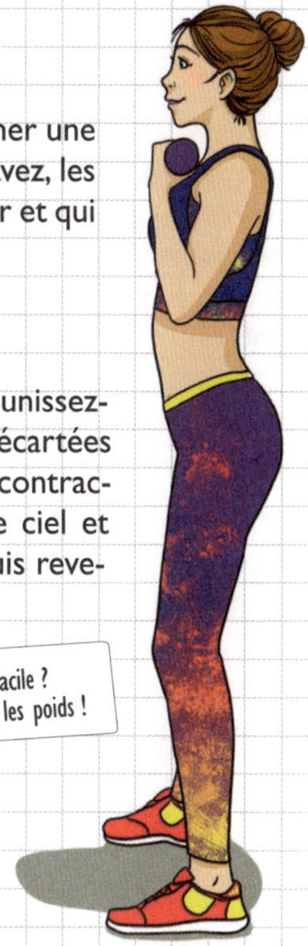

Je ne vous propose pas de gonfler vos biceps à outrance mais de dessiner une jolie courbe sur vos bras, et surtout de renforcer vos triceps (vous savez, les muscles situés à l'arrière du bras qu'on oublie toujours de faire travailler et qui finissent par nous faire des bras tout mous si on les néglige…).

1 Les flexions

Pour renforcer les biceps, il n'y a pas 36 solutions, il y a les flexions ! Munissez-vous de vos bouteilles en plastique et positionnez-vous debout, jambes écartées de la largeur du bassin, genoux légèrement fléchis. Bloquez le dos en contractant les abdominaux et fléchissez vos bras, paumes tournées vers le ciel et coudes serrés à la taille, jusqu'à ramener les bouteilles aux épaules, puis revenez à la position initiale.

Nombre de répétitions : 8 à 15

Temps de récupération : 15 à 30 secondes

Nombre de séries : 3 à 5

C'est trop facile ? Augmentez les poids !

Ce qu'il ne faut pas faire…

- « Lâcher » les abdominaux.
- Écarter les coudes (gardez-les bien serrés).

2 Les dips

À ne pas confondre avec les petites sauces où l'on trempe les chips ou les gressins à l'apéro… Les dips ne font pas partie des exercices les plus agréables… mais ils sont étonnamment efficaces pour les triceps, ne les zappez pas !

Mettez une chaise derrière vous et prenez appui dessus avec les paumes des mains, bras tendus. Avancez vos pieds : vos jambes doivent être fléchies et vos fesses dans le vide. L'exercice consiste à fléchir les bras (vous allez vite sentir le travail des triceps) et à revenir à la position tendue.

Nombre de répétitions : 10

Temps de récupération : 15 à 30 secondes

Nombre de séries : 3 à 5

Ce qu'il ne faut pas faire…

- Écarter les coudes (gardez-les bien serrés).
- Courber le dos.

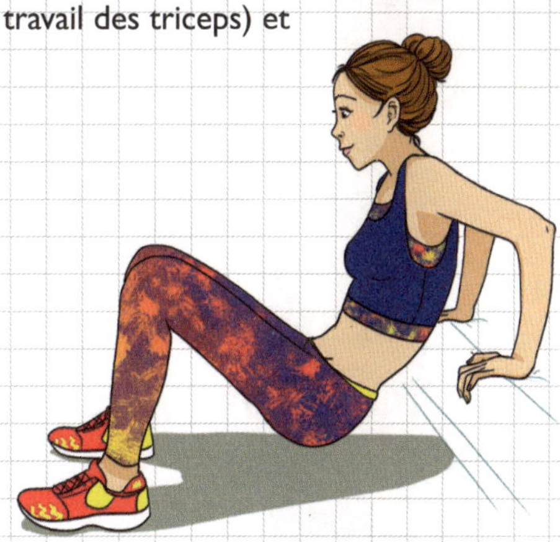

Les dips sont vite épuisants car les triceps sont rarement sollicités dans la vie quotidienne. Des séries de 10 répétitions suffiront, surtout lors de vos premiers entraînements.

Au secours, j'ai des courbatures !

Ce n'est pas assez de souffrir pendant l'entraînement, il faut encore subir les courbatures du lendemain… et surtout du surlendemain ! Il s'agit en réalité d'un phénomène naturel d'adaptation du corps à l'effort. Ces douleurs sont dues à des micro-lésions du muscle qui a fourni un travail inhabituel et, malheureusement, on n'y échappe pas quand on remet la machine musculaire en marche, surtout si celle-ci a été en panne pendant longtemps… Pour les éviter, ou plutôt les limiter, ne forcez pas trop lors des premiers entraînements ! Après 2 ou 3 séances, elles ne seront plus qu'un mauvais souvenir !

Contrairement à une idée reçue, les étirements de fin d'entraînement ne permettent malheureusement pas de prévenir les courbatures.

Mon planning d'entraînement

Pour chaque séance, sélectionnez les groupes musculaires que vous souhaitez solliciter : les abdominaux, les fessiers, les cuisses, les épaules et/ou les bras. Ne travaillez pas les mêmes groupes musculaires 2 jours d'affilée : les muscles ont besoin d'au moins 1 jour « off » pour récupérer et se reconstruire !

SEMAINE 5	GROUPES MUSCULAIRES	HORAIRES	MES RESSENTIS
Lundi	....	....	....
Mardi	....	....	....
Mercredi	....	....	....
Jeudi	....	....	....
Vendredi	....	....	....
Samedi	....	....	....
Dimanche	....	....	....

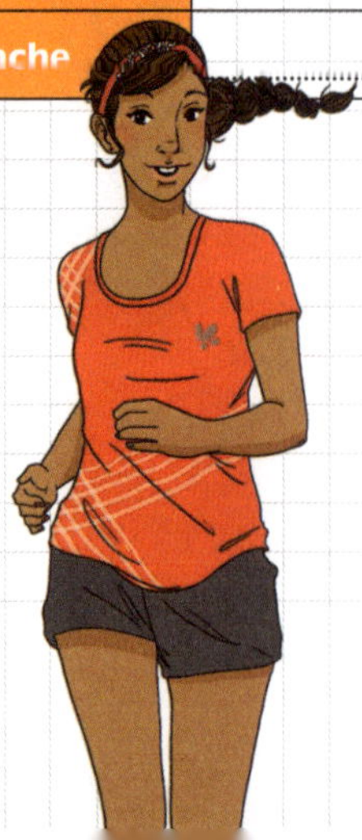

Pour éviter d'être courbaturée dès le 3e jour, ne forcez pas trop lors des premières séances (3 séries maximum pour chaque exercice). Allez-y progressivement, le but est de vous donner le goût de l'effort, pas de vous en dégoûter !

Une silhouette musclée et harmonieuse

Vous pouvez bien sûr privilégier les fessiers ou les cuisses si ces parties du corps sont celles que vous souhaitez muscler avant tout, mais ne négligez pas les autres groupes musculaires pour autant.

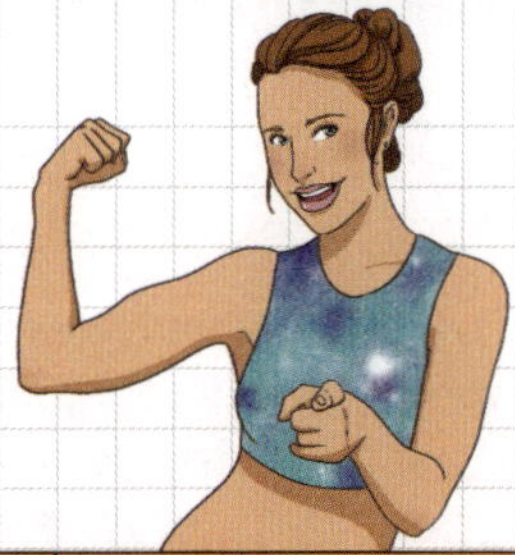

SEMAINE 6	GROUPES MUSCULAIRES	HORAIRES	MES RESSENTIS
Lundi			
Mardi			
Mercredi			
Jeudi			
Vendredi			
Samedi			
Dimanche			

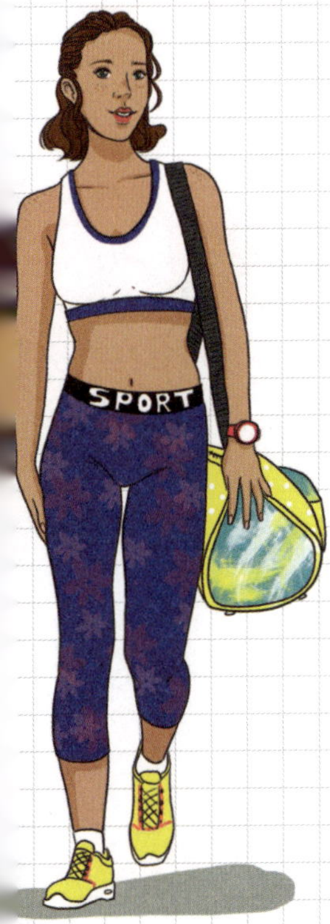

Mes body-sculpt repas

Pour cette partie un peu plus axée sur la musculation, vous observerez les mêmes règles qu'en semaines 1 à 4, avec une particularité : une attention toute particulière à votre consommation de protéines.
Rappelez-vous : les protéines sont les éléments bâtisseurs, les muscles en ont besoin pour se développer ! Après une séance de musculation, on observe des petites lésions à l'intérieur des muscles qui ont travaillé. Grâce à un apport en protéines adéquat, ils se reconstruisent et se renforcent pour pouvoir faire face à une éventuelle future « agression ».

Je n'oublie pas les 5 règles d'or

1. Je fais 3 repas par jour et éventuellement une collation (après ma séance de musculation).
2. Je limite les graisses d'ajout et les aliments riches en graisses animales.
3. Je choisis des aliments à IG < 50.
4. Je mange des légumes cuits et/ou crus à chaque repas (en entrée et/ou en plat chaud).
5. Je mange « à satiété ».

Quels sont mes besoins en protéines ?

Les besoins en protéines sont quotidiens car l'organisme ne les stocke pas ! Ne faites pas le hamster, consommez-en tous les jours !

Les besoins en protéines sont personnels, car ils dépendent de votre masse corporelle. Voici une façon simple de les évaluer grâce à la formule suivante :

Besoins en protéines = 0,8 à 1 g/kg de poids corporel/jour

Par exemple, une femme pesant 60 kg a des besoins en protéines de 50 à 60 g par jour (voir tableau des protéines ci-après).
Quand on souhaite se muscler, les besoins en protéines augmentent : on peut aller de 1,2 à 1,4 g par kilo de poids corporel par jour, ce qui représente, pour la même femme de 60 kg, 70 à 85 g.

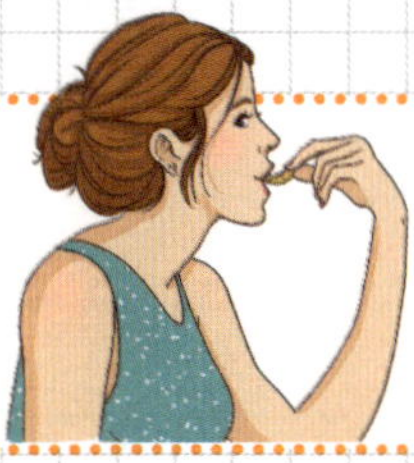

Mes besoins en protéines : .... g/jour

Mes besoins en protéines pendant ma période d'entraînement : .... g/jour

Où trouve-t-on des protéines ?

Les protéines sont présentes dans les produits animaux (viandes, poissons, œufs, produits laitiers) et végétaux (lentilles, pois chiches, amandes, soja…). Voici quelques exemples…

Gare aux excès !
Les excès de protéines au long cours sont nocifs pour les reins qui doivent éliminer les déchets provenant du surplus non utilisé par l'organisme. N'en consommez pas à outrance !

ALIMENTS	PORTION	QUANTITÉ DE PROTÉINES
Blanc de poulet	100 g	26 g
Steak haché à 5 % de MG	100 g	19,6 g
Cabillaud	100 g	18 g
Œufs	2 unités	13,5 g
Thon au naturel	50 g	13,2 g
Tofu	100 g	11 à 15 g
Petit-suisse nature	2 unités = 120 g	11,8 g
Fromage blanc	100 g	10 g
Jambon blanc	1 tranche = 45 g	9,5 g
Salade de lentilles	100 g	8 g

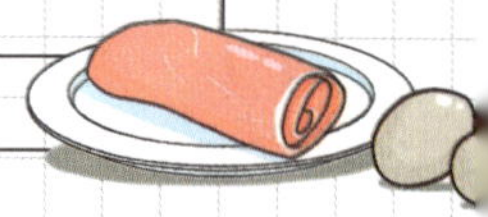

ALIMENTS	PORTION	QUANTITÉ DE PROTÉINES
Emmental	30 g	8 g
Lait de soja	1 verre de 15 cl	5,8 g
Flocons d'avoine	40 g	5,2 g
Yaourt nature	1 unité = 125 g	5 g
Yaourt au soja	1 unité = 100 g	4,3 g
Fromage de chèvre (moyenne)	30 g	4 g
Pain intégral	50 g	4 g
Amandes	15 unités = 15 g	3,8 g
Levure de bière (paillettes)	10 g	2,5 g

Source : Table du Ciqual, 2013

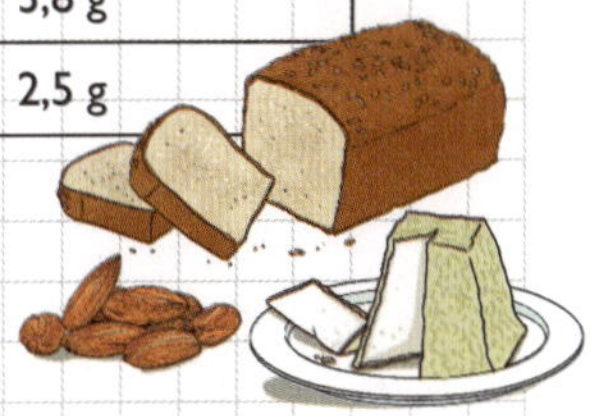

Une alimentation classique fournit suffisamment de protéines pour couvrir les besoins de base de l'organisme (et même davantage !) de la majorité d'entre nous. Les menus qui suivent apportent en moyenne 60 à 70 g de protéines par jour (avec un petit déjeuner composé d'une boisson chaude, de 50 g de pain intégral beurré ou de 40 g de flocons de céréales à IG bas et d'un laitage nature).

J'augmente mes apports en protéines

Pour se reconstruire après avoir travaillé, le muscle a besoin d'un apport en protéines rapidement après la séance de musculation. On estime que le meilleur moment se situe entre 30 minutes et 2 heures après la séance.

Si votre séance a lieu en fin de matinée ou en fin d'après-midi, augmentez légèrement vos apports en protéines au déjeuner ou au dîner, en consommant une part de poisson ou de viande un peu plus importante, en ajoutant de la levure de bière sur vos crudités, en remplaçant les crudités par une salade de lentilles…

Si votre séance a lieu en milieu d'après-midi, n'augmentez pas votre consommation de protéines aux repas et prenez plutôt une collation qui complétera vos besoins…

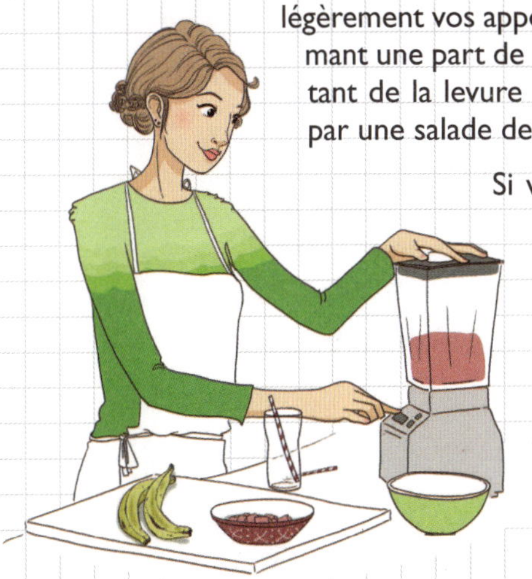

Le bon apport en protéines après un entraînement est de 10 g environ.

Quelques en-cas sucrés et protéinés

1 grand verre d'eau fraîche
+ 1 filet de jus de citron
+ 100 g de fromage blanc nature
+ 1 c. à c. de miel d'acacia
+ 50 g de fruits rouges coupés en morceaux
+ 1 c. à s. d'amandes ou de noisettes grossièrement hachées.

Total en protéines : 12 g.

1 thé aux agrumes
+ 30 g de flocons d'avoine
+ 1 yaourt au soja nature
+ 1 c. à c. de sirop d'agave.

Total en protéines : 8 g.

1 thé vert
+ 2 petits-suisses nature à 0 % de MG
+ 1 compote sans sucres ajoutés.

Total en protéines : 12 g.

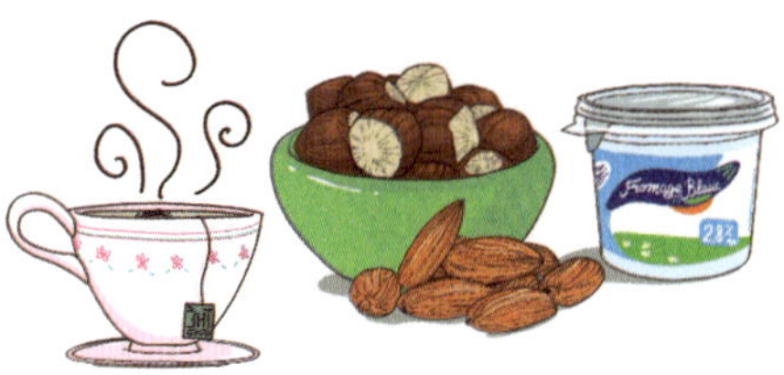

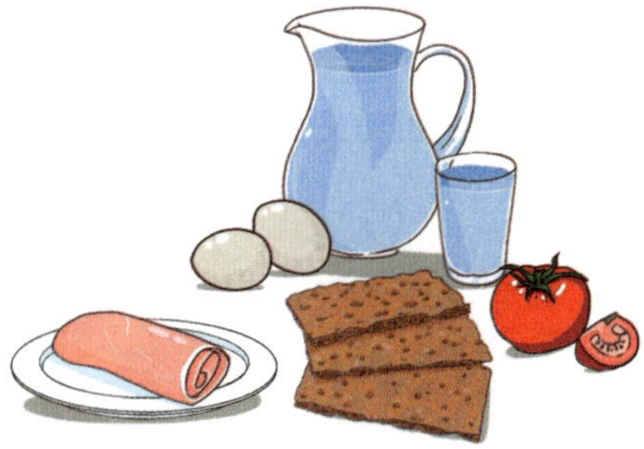

Quelques en-cas salés et protéinés

1 grand verre d'eau plate ou pétillante
+ 2 tranches de pain Wasa® fibres
+ ½ tranche de jambon blanc
+ 20 g de chèvre à tartiner.

Total en protéines : 9 g.

1 thé au citron
+ 40 g de pain intégral
+ 20 g de fromage de chèvre.

Total en protéines : 8 g.

1 thé glacé
+ 40 g de pain intégral
+ ½ œuf dur coupé en morceaux
+ 2 rondelles de tomate
+ 1 c. à c. de vinaigrette.

Total en protéines : 8 g.

Ma liste de course pour la phase de renforcement musculaire

Épicerie

- ❑ Pain intégral ou Wasa® fibres
- ❑ Riz basmati
- ❑ Quinoa
- ❑ Spaghettis
- ❑ Asperges
- ❑ Thon au naturel
- ❑ Sardines au citron
- ❑ Tomates séchées
- ❑ Cœurs de palmier
- ❑ Lentilles au naturel
- ❑ Concentré de tomate
- ❑ Lait de coco
- ❑ Jus de citron
- ❑ Sauce soja
- ❑ Levure de bière en paillettes
- ❑ Chocolat noir à 70 % de cacao
- ❑ Olives noires

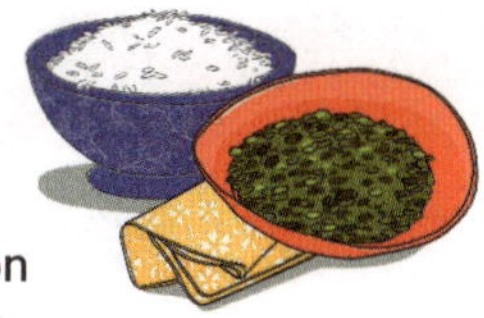

Fruits et légumes

- ❑ Fruits de saison + poires, fraises
- ❑ Salades variées, mâche
- ❑ Tomates, tomates cerise
- ❑ Poivron rouge
- ❑ Radis noir
- ❑ Aubergines
- ❑ Carottes
- ❑ Avocat
- ❑ Concombre
- ❑ Oignons ordinaires, blancs et ail
- ❑ Courgettes
- ❑ Champignons de Paris
- ❑ Brocoli
- ❑ Herbes fraîches : menthe…

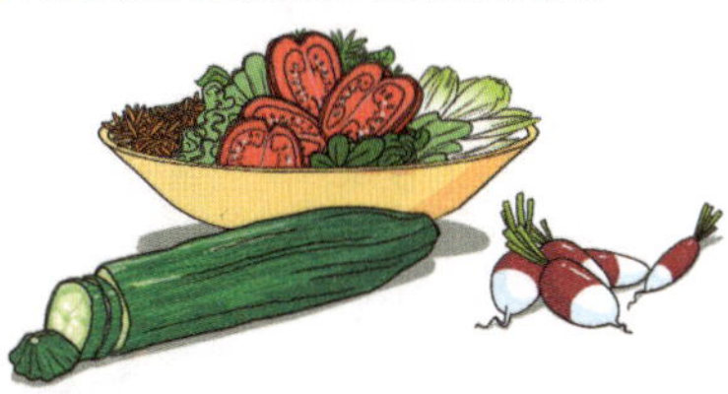

Crémerie/frais

- ❑ Yaourts nature au lait de brebis
- ❑ Yaourts au soja nature
- ❑ Parmesan râpé
- ❑ Fromage de chèvre
- ❑ Feta
- ❑ Mozzarella
- ❑ Compotes sans sucres ajoutés
- ❑ Œufs frais
- ❑ Crème fraîche légère ou de soja
- ❑ Ricotta
- ❑ Gruyère râpé

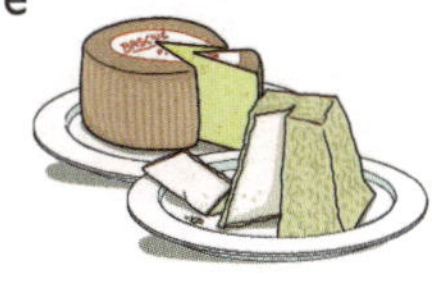

Surgelés

- ❑ Purée de céleri nature
- ❑ Épinards en branches nature
- ❑ Petits pois
- ❑ Crevettes cuites
- ❑ Herbes : ciboulette…
- ❑ Filet de colin

Magasin bio

(ou rayons bio ou cuisine du monde)

- ❑ Farine de blé intégrale (T 150)
- ❑ Poudre d'amandes
- ❑ Tofu
- ❑ Sucre à IG < 35 : sirop d'agave ou fructose
- ❑ Son d'avoine

Boucherie/charcuterie

- ❑ Rumsteck
- ❑ Filet mignon de porc
- ❑ Steak haché à 5 % de MG
- ❑ Escalope de poulet
- ❑ Foie de veau
- ❑ Jambon blanc
- ❑ Jambon cru

Mes menus body-sculpt

C'est parti pour une nouvelle semaine de menus à IG bas ! Pour couvrir vos besoins, pensez à consommer suffisamment d'aliments riches en protéines ou intégrez une collation après votre séance de renforcement musculaire.

JOUR 1

Déjeuner

- Salade verte et radis noir émincé + vinaigrette
- Filet de colin au court-bouillon + sauce aux poivrons
- Quinoa
- 1 yaourt au lait de brebis

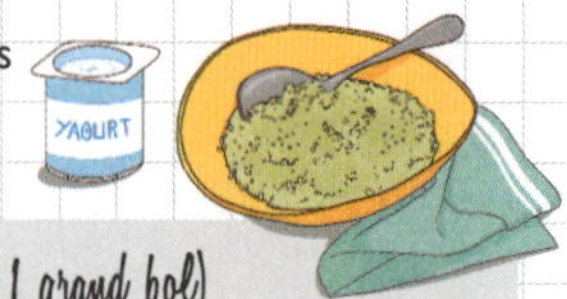

Dîner

- Salade verte + levure de bière + vinaigrette
- Œuf cocotte aux épinards
- 1 fruit frais de saison
- 1 à 2 tranches de pain intégral

Pour gagner du temps, faites cuire les épinards au four à micro-ondes pendant quelques minutes, dans un récipient adapté.

Sauce aux poivrons (pour 1 grand bol)

Faites revenir dans une poêle 1 oignon émincé avec 1 c. à s. d'huile d'olive. Ajoutez 1 poivron rouge coupé en morceaux, 1 gousse d'ail hachée et 2 tomates bien mûres coupées en morceaux. Salez, poivrez et laissez mijoter jusqu'à ce que le poivron soit cuit. Versez cette préparation dans le bol d'un mixeur, ajoutez 10 cl de crème légère ou de soja et mixez. Rectifiez l'assaisonnement si nécessaire. Cette sauce se congèle parfaitement, et convient également pour la volaille, les œufs, les légumes cuits et les céréales !

Œuf cocotte aux épinards

Faites cuire à l'étouffée dans une petite casserole 200 g d'épinards surgelés nature avec 1 pincée de sel et 2 c. à s. de crème légère (ajoutez un peu d'eau si ça colle). Quand les épinards sont bien fondants, retirez du feu et ajoutez 20 g de fromage de chèvre en morceaux. Versez dans un ramequin allant au four, faites-y un puits et cassez 1 œuf. Salez, poivrez et enfournez à 180 °C (th. 6) pour 10 min environ : le jaune doit rester crémeux.

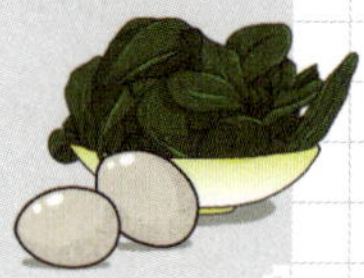

Le saviez-vous ?
Le radis noir fait partie des légumes « détox », grâce à ses propriétés drainantes pour le foie, organe majeur de l'élimination. Consommez-le cru, épluché et émincé ou râpé.

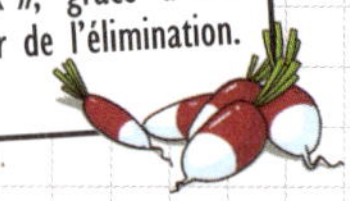

JOUR 2

Déjeuner

Vous mangez au bureau ? Pensez aux salades composées qui se déclinent à l'infini et qui permettent de varier vos repas sans vous lasser.

- Salade de mâche, avocat, tomates cerise, cœurs de palmier, crevettes + vinaigrette
- Tomme de brebis
- 1 pomme
- 1 à 2 tranches de pain intégral

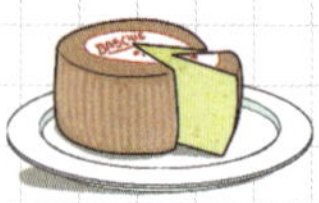

Dîner

- Carottes râpées + vinaigrette au citron
- Petites pizzas d'aubergine et riz basmati
- 1 compote sans sucres ajoutés

Le riz est accusé à tort de ralentir le transit intestinal. Mais c'est l'eau de cuisson du riz qui constipe, celle que vous jetez dans l'évier en l'égouttant !

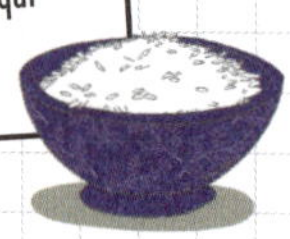

Jouez la carte de la variété !
Pour vos salades, variez les légumes, remplacez les crevettes par du thon, des œufs durs ou des morceaux de poulet, intégrez des morceaux de fruits frais (ananas, pomme…) ou secs (noix, amandes…) et des céréales (quinoa, riz basmati, boulgour)…

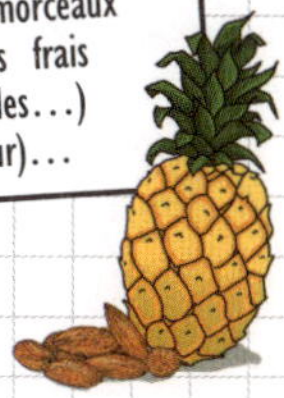

Petites pizzas d'aubergine
Lavez et coupez 1 belle aubergine en rondelles assez épaisses. Salez légèrement et faites-les cuire au four sur une plaque recouverte de papier sulfurisé à 180 °C (th. 6) pendant 20 min. Pendant ce temps, émincez ½ oignon et faites-le revenir avec 1 c. à c. d'huile. Ajoutez ½ steak haché à 5 % de MG écrasé et 1 grosse tomate épépinée et coupée en morceaux. Salez, poivrez et ajoutez un peu d'herbes de Provence. Laissez mijoter pendant 20 min pour que la préparation soit moins liquide. Versez-la sur les rondelles d'aubergine, parsemez d'un peu de fromage râpé et enfournez à nouveau pour 10 min.

JOUR 3

Déjeuner

- Concombre + vinaigrette
- Bœuf au poivron et sauce soja
- Spaghettis cuits *al dente*
- 1 yaourt au soja nature + sucre à IG bas

La sauce soja attendrit la viande et les épices lui donnent une saveur incomparable ! N'ajoutez pas de sel, la sauce soja en contient déjà !

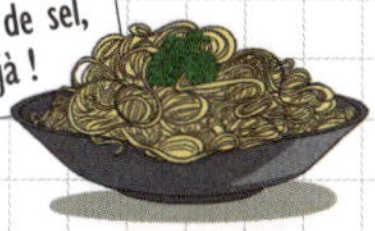

Bœuf au poivron et sauce soja
Émincez 1 rumsteck de bœuf et 1 poivron rouge. Faites mariner le steak dans 2 à 3 c. à s. de sauce soja, 1 petit filet d'huile et des épices de votre choix (gingembre, clou de girofle, cumin…) pendant 1 h. Mettez 1 c. à s. d'huile d'olive dans une poêle et faites revenir l'oignon et le poivron, puis laissez cuire à feu doux pendant 30 min. Retirez les poivrons, mettez-y les lanières de steak et saisissez-les à feu vif pendant 1 à 2 min. Mélangez avec le poivron et servez aussitôt.

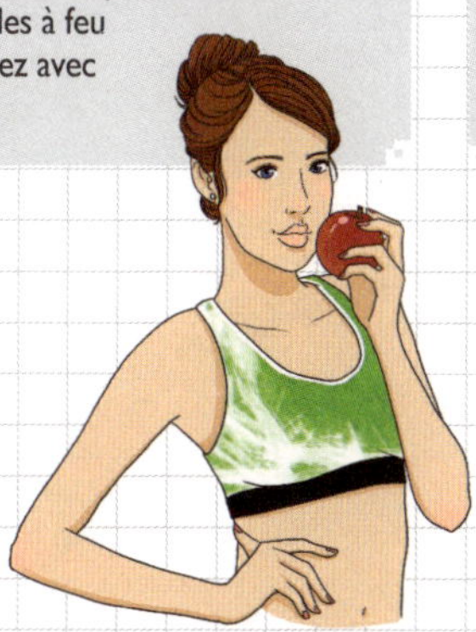

Dîner

- Salade du frigo (salade verte, carottes râpées, concombre, tomates, radis noir… ce que vous avez !) + vinaigrette
- ¼ de quiche au thon
- 1 fruit frais de saison

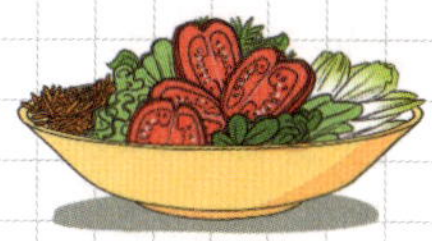

Quiche au thon (pour 4 personnes)
Préparez la pâte : versez 150 g de farine intégrale (T 150) dans un saladier. Ajoutez ½ c. à c. de sel et ½ c. à c. de cumin, 4 c. à s. d'huile d'olive ou de tournesol et versez de l'eau jusqu'à obtenir une boule compacte et humide mais pas collante. Laissez reposer 1 h au réfrigérateur. Étalez votre pâte et garnissez-en un moule à tarte. Piquez délicatement la pâte avec une fourchette, puis déposez dessus 1 grosse c. à s. de moutarde. Étalez bien et ajoutez 1 boîte de thon au naturel égoutté et émietté et 10 tomates séchées coupées en petits morceaux. Dans un bol, mélangez 3 œufs avec 150 g de ricotta et un peu de sel. Répartissez ce mélange sur le thon, saupoudrez de ciboulette surgelée et enfournez à 180 °C (th. 6) pour 35 à 40 min.

Cette recette est parfaite en plat principal, accompagnée d'une belle salade. Vous pouvez aussi la préparer pour un pique-nique ou pour un repas froid au bureau.

JOUR 4

Déjeuner

- Concombre à la menthe + vinaigrette
- Aiguillettes de poulet au curry
- Quinoa
- 1 fruit frais de saison

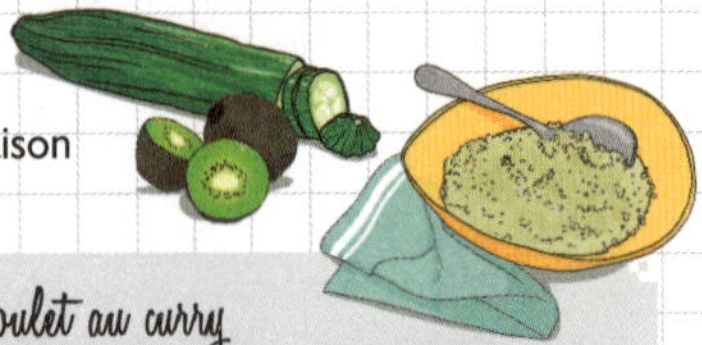

Dîner

- Asperges + vinaigrette
- Wok de légumes sautés au tofu fumé
- 1 yaourt au soja nature
- 1 à 2 tranches de pain intégral

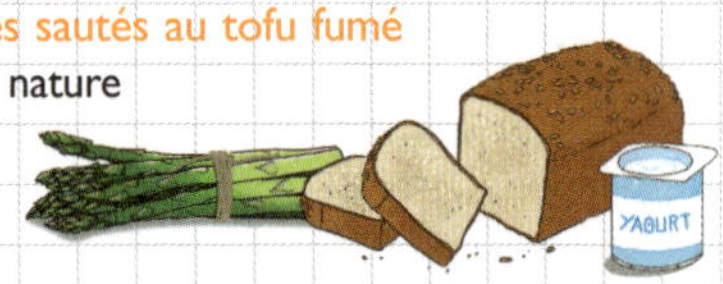

Aiguillettes de poulet au curry

Détaillez 1 escalope de poulet en lanières. Lavez et coupez en rondelles 1 belle courgette et 1 tomate. Émincez ½ oignon. Commencez par faire revenir l'oignon avec 1 c. à c. d'huile d'olive, puis mettez le poulet et la courgette. Laissez dorer pendant quelques minutes, puis ajoutez 1 c. à c. de curry en poudre, la tomate, du sel et 5 cl de lait de coco. Laissez mijoter à feu doux pendant 20 minutes.

Wok de légumes sautés au tofu fumé

Émincez ½ oignon. Lavez et coupez en rondelles ½ courgette. Lavez et coupez en morceaux ½ poivron. Mettez 1 c. à s. d'huile végétale dans un petit wok (ou dans une sauteuse) et faites-y cuire à feu vif les légumes en mélangeant sans arrêt pendant 5 min. Ajoutez un filet de sauce soja et 50 g de tofu fumé coupé en petits morceaux et poursuivez la cuisson 2 à 3 min.

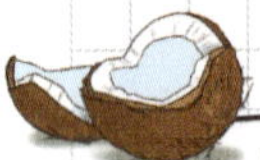

Vous pouvez aussi réaliser cette recette avec du poisson (thon, espadon) ou des crevettes. Si vous n'êtes pas fan du lait de coco, remplacez-le par de la crème légère.

Vous n'aimez pas le tofu ? C'est parce que vous n'avez pas (encore) goûté le tofu fumé ! Vous en trouverez en magasin bio, au rayon frais. Et si, vraiment, vous ne l'aimez pas, remplacez-le par des allumettes de bacon, des morceaux de poulet ou des crevettes.

JOUR 5

Déjeuner

- Salade de tomates, concombre, oignon blanc émincé, feta et menthe + vinaigrette
- Foie de veau poêlé
- Purée de céleri nature (surgelée) + sel + crème légère
- Fraises marinées au citron et au sucre (à IG bas bien sûr !)

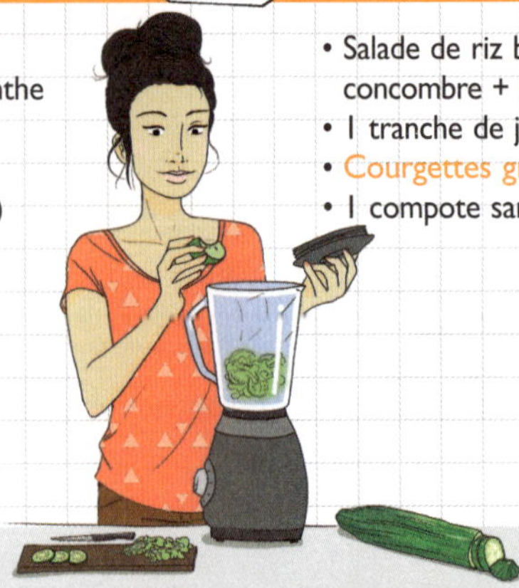

Dîner

- Salade de riz basmati, thon, œufs durs, tomates, concombre + vinaigrette
- 1 tranche de jambon blanc
- Courgettes grillées au parmesan
- 1 compote sans sucres ajoutés

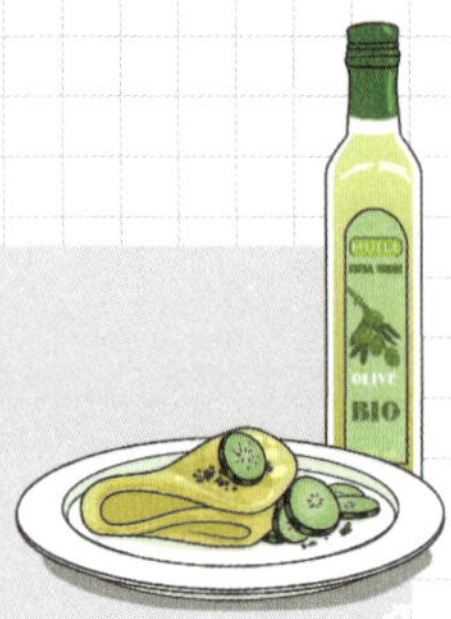

Courgettes grillées au parmesan

Lavez et coupez dans le sens de la longueur 1 courgette de manière à obtenir des tranches longues d'environ ½ cm d'épaisseur. Déposez-les sur une plaque de cuisson recouverte de papier sulfurisé. Salez, poivrez et ajoutez un petit filet d'huile d'olive. Parsemez d'herbes de Provence et de 15 g de parmesan râpé. Enfournez à 180 °C (th. 6) jusqu'à ce que les courgettes soient tendres et le parmesan légèrement coloré (environ 20 min).

JOUR 6

Déjeuner

Envie d'un menu végétarien ? Celui-ci ravira vos papilles !

- Salade de lentilles, oignon blanc + vinaigrette
- 2 galettes de brocoli
- Salade verte et carottes râpées mélangés + levure de bière + vinaigrette
- 1 yaourt au lait de brebis

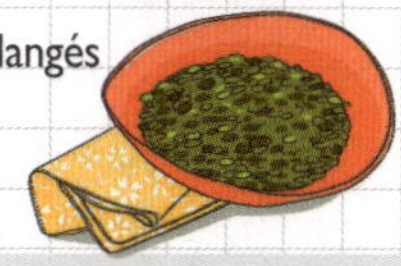

Dîner

- Salade de tomates + vinaigrette
- Omelette aux champignons de Paris
- Épinards sautés
- 1 fruit frais de saison
- 1 à 2 tranches de pain intégral

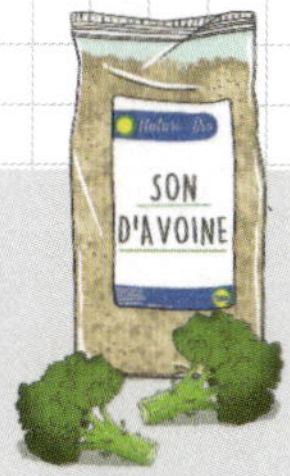

Galettes de brocoli (pour 2 galettes)

Retirez 100 g de fleurettes d'un brocoli, lavez-les, égouttez bien et passez-les au mixeur jusqu'à obtenir une semoule grossière. Mélangez 20 g de flocons d'avoine avec 1 œuf et 4 cl de lait de vache ou végétal. Salez et saupoudrez de cumin. Laissez reposer pendant 30 min, puis ajoutez les brocolis. Faites cuire en galettes dans une poêle légèrement graissée pendant 15 min en retournant à mi-cuisson.

JOUR 7

Déjeuner

Vous avez des invités ? Ça tombe bien, voici un bon repas avec un plat et un dessert qui épateront la galerie !

- Brochettes de concombre, avocat, tomates cerise, olives
- Papillote de porc aux champignons
- Petits pois cuits à la vapeur
- Poire amandine au chocolat

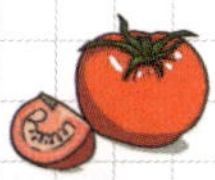

Dîner

- Salade de quinoa, tomates, concombre, noix et sardines au citron + vinaigrette
- Fromage de chèvre
- 1 compote sans sucres ajoutés
- 1 tranche de pain intégral

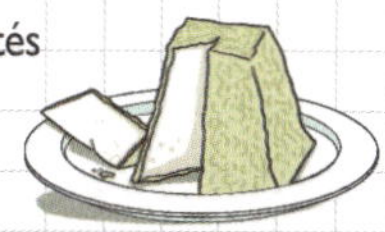

Papillote de porc aux champignons (pour 4 à 6 personnes)

Épluchez et émincez 1 oignon et faites-le revenir dans 2 c. à s. d'huile d'olive. Ajoutez 250 g de champignons de Paris lavés et émincés. Salez, poivrez, versez un filet de vin blanc sec et laissez cuire 10 min à feu modéré. Incisez 1 filet mignon de porc de 500 g environ sur la longueur et fourrez-le avec la moitié des champignons passés au hachoir. Recouvrez le filet mignon avec 4 tranches de jambon cru et ficelez-le. Posez-le dans une papillote (papier sulfurisé), ajoutez le reste des champignons et enfournez à 180 °C (th. 6) pour 40 min environ.

Poire amandine au chocolat (pour 4 personnes)

Épluchez et coupez 4 poires bien mûres en deux, puis enlevez les trognons. Mélangez 50 g de poudre d'amandes avec 20 g de fructose ou de sucre de coco. Ajoutez 15 g de beurre allégé en petits morceaux et mélangez du bout des doigts jusqu'à obtenir un mélange sablonneux. Placez 1 petit carré (5 g) de chocolat noir à 70 % de cacao sur chaque demi-poire (dans le trou laissé par le trognon), puis couvrez du mélange à base d'amandes. Enfournez en position gril pour quelques minutes jusqu'à ce que le dessus soit bien doré.

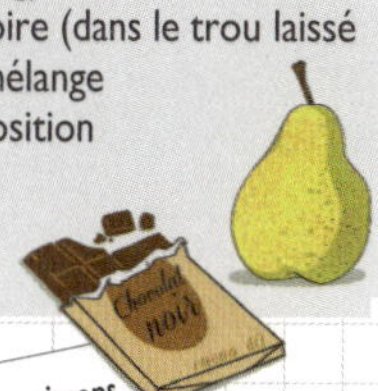

Le filet mignon fait partie des morceaux maigres du porc. Cuit en papillote, il conserve tout son moelleux, sans ajout de matière grasse.

Les sardines sont des poissons riches en bonnes graisses (oméga-3), et même en calcium si vous les consommez avec leur arête centrale.

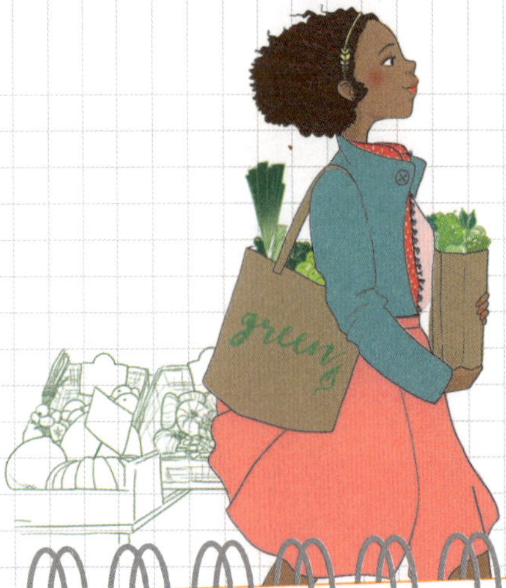

Pour votre 6e semaine, reprenez ces menus en remplaçant certains aliments par des équivalents si vous le souhaitez.

Vous avez utilisé vos cheat meals ? Notez-les ici :

5e semaine :

6e semaine :

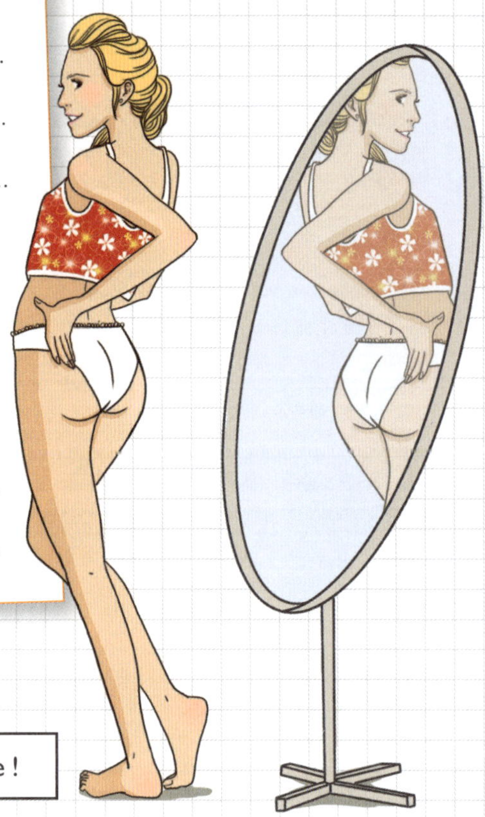

Rendez-vous page 87 pour votre bilan silhouette !

Chapitre 7

Mon bilan body slim

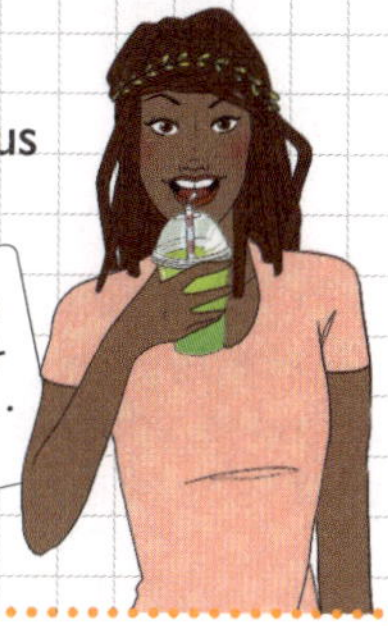

Vous voici au terme de 6 semaines d'efforts physiques et alimentaires ! Je vous félicite pour tout ce que vous avez accompli, soyez fière de vous !

> Matérialisez vos kilos perdus en bouteilles d'eau et mettez le tout dans un sac… impressionnant, non ?

Ma nouvelle silhouette

C'est l'heure du bilan… À vos mètres rubans !

Date : ....

Mon nouveau poids : .... kg

Ma perte de poids depuis le début du programme : .... kg

Mon tour de taille : .... cm, soit .... cm de moins

Mon tour de hanches : .... cm, soit .... cm de moins

Mon tour de cuisses : .... cm, soit .... cm de moins

Mes objectifs : ❑ atteints (*Yes !*) ❑ partiellement atteints (c'est déjà bien !)

Vous n'avez pas (encore) atteint vos objectifs ? Cela viendra, avec un peu de patience, une alimentation saine et un training régulier !

Mais peut-être avez-vous été trop exigeante ? Réfléchissez bien, et revoyez si besoin vos objectifs avec davantage de mesure et de bienveillance envers vous…

Quelles sont les principales difficultés que vous avez rencontrées au cours de ce programme ? Certains exercices de gym ? La période de menus à IG < 35 ?

Mes difficultés : ....

Et après ?

Continuez de surveiller votre poids en vous pesant 1 fois par semaine et en prenant vos mensurations 1 fois tous les 15 jours.

> Attention au syndrome prémenstruel où le corps retient davantage d'eau : évitez de vous peser pendant cette période critique !

Une silhouette fine, tonique et sexy pour toujours !

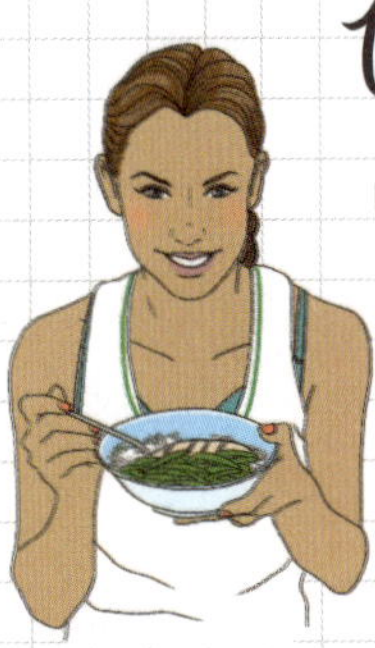

Une fois que vous avez atteint vos objectifs, vous entamez la phase 3 de votre programme pour stabiliser votre poids et garder une jolie silhouette. Se donner autant de mal pour tout lâcher ensuite serait un véritable gâchis…

Principes de la stabilisation

La stabilisation est parfois une période un peu délicate : on veut se faire plaisir, mais en même temps ne pas reprendre de poids ! En vérité, cette période ne doit pas être envisagée comme une sorte de transition, mais bien comme une nouvelle hygiène de vie, plus saine, à adopter durablement. Si vous revenez à vos anciennes habitudes, vous retrouverez petit à petit votre silhouette d'avant. C'est ce que vous voulez éviter, non ? Alors suivez nos conseils…

• Lâchez du lest mais pas les rênes !

Se stabiliser, c'est ne plus perdre de poids, mais aussi ne pas en reprendre. Pour cela, vous pouvez par exemple augmenter la fréquence des « écarts » (passer à 2 repas à IG élevé par semaine, puis à 3 ou 4), tout en respectant les règles de l'équilibre alimentaire (voir p. 13). Rappelez-vous ceci : l'équilibre alimentaire, c'est pour tout le monde, et pour toute la vie…

• Évitez la politique de l'autruche

Vous savez bien comment ça se passe : vous reprenez 1 kg, puis 2, mais vous pensez que ce n'est rien, que vous ferez plus attention plus tard, ou vous refusez de monter sur la balance… jusqu'au jour où vous avez repris 5 kg, voire bien plus ! N'attendez pas d'avoir repris trop de poids pour réagir ! Reprenez rapidement quelques jours de menus à IG < 35 et tout rentre dans l'ordre aussitôt.

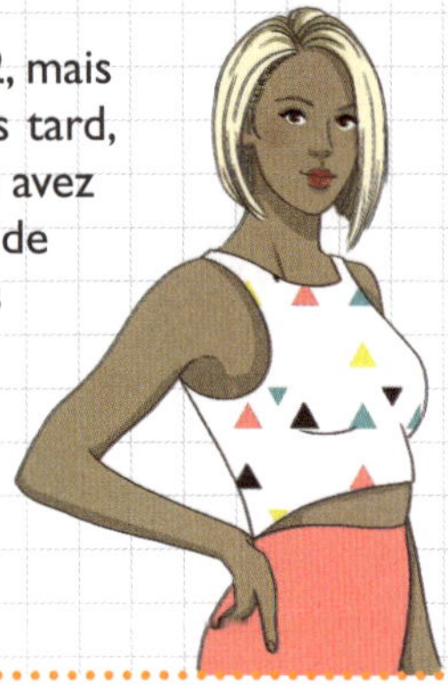

• Identifiez vos besoins et respectez-les !

Comment savoir si on mange les bonnes quantités aux repas ? Pour le savoir, posez-vous ces deux questions très simples :

Mon poids est-il stable en ce moment ?	❑ Oui	❑ Non
Est-ce que je mange « à satiété » ? (absence de faim impossible à réguler entre les repas)	❑ Oui	❑ Non

Vous avez coché « Oui » ? Vous êtes en équilibre et votre chaudière fonctionne parfaitement bien. La stabilisation est en route !

Vous avez coché « Non » à l'une des deux questions ? Revoyez les quantités aux repas ou la composition de vos menus !

- **Sachez dire « Non » !**

Pour stabiliser son poids, il faut savoir s'arrêter de manger quand on n'a plus faim. Quand on mange seul, ce n'est pas difficile, mais quand on est autour d'une table conviviale, il faut savoir dire « Non, merci » (avec un beau sourire) lorsqu'on vous propose une deuxième assiette et que votre estomac crie déjà « Stop au gavage ! »

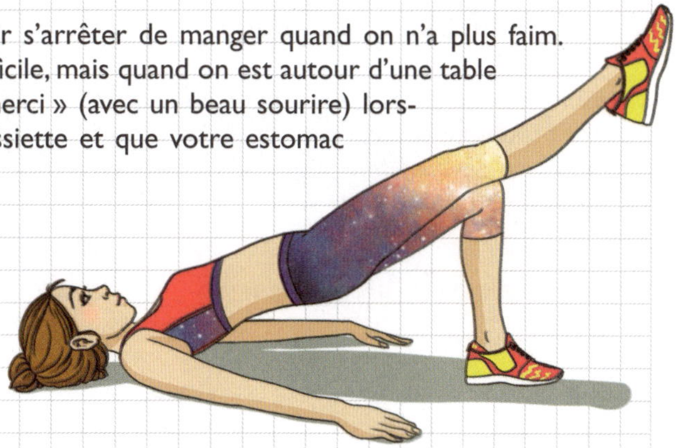

- **Ne vous comparez pas aux autres**

Rappelez-vous : nous avons toutes des chaudières différentes ! Vos copines mangent deux fois plus ou deux fois moins que vous ? Et alors ?

- **Soyez prévoyante**

Pour éviter les dérives de dernière minute, essayez dans la mesure du possible de prévoir vos menus à l'avance afin de faire vos courses en conséquence et d'avoir dans votre réfrigérateur tout ce qu'il faut pour composer des menus complets et équilibrés. Si votre frigo est vide et que vous êtes en panne d'inspiration pour vos menus, vous risquez fort de ne pas résister à l'appel du paquet de chips ou de biscuits !

- **Privilégiez toujours le « fait maison »**

Les produits transformés de l'industrie agroalimentaire regorgent parfois de sucres et de graisses de qualité médiocre, sans oublier les additifs aux effets douteux sur la santé ! Rien ne vaut le « fait maison » !

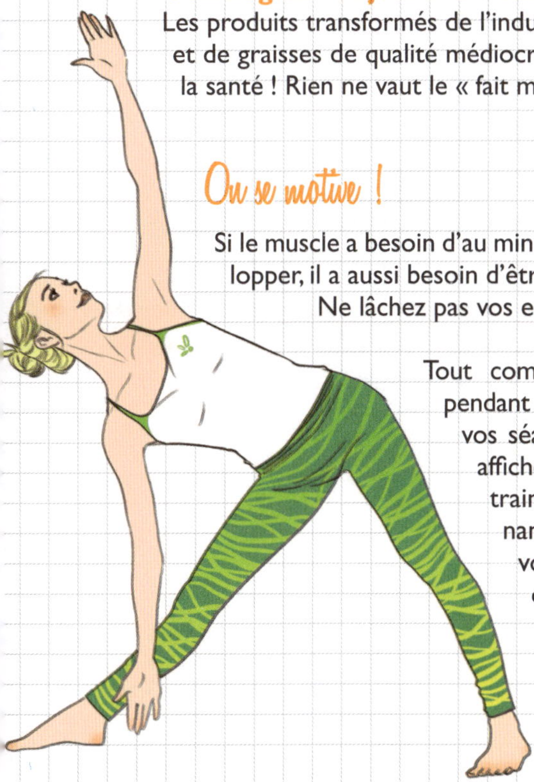

On se motive !

Si le muscle a besoin d'au minimum 3 entraînements par semaine pour se développer, il a aussi besoin d'être stimulé pour maintenir son galbe et sa tonicité. Ne lâchez pas vos entraînements !

Tout comme vous avez programmé vos entraînements pendant ces 6 dernières semaines, continuez de prévoir vos séances de sport et notez-les sur votre agenda ou affichez-les en évidence sur le frigo. Alternez cardio-training, gainage et renforcement musculaire en donnant la priorité à l'une des trois disciplines selon que vous souhaitez garder une silhouette fine, tonique ou musclée.

La bonne fréquence d'entraînement pour la stabilisation : 2 à 3 fois par semaine.

Bouger plus au quotidien

Un jour, vous aurez certainement envie de sortir de chez vous pour faire du sport en salle ou *outdoor* ! Ou vous n'aurez plus envie de faire du fitness toute seule dans votre coin… Réfléchissez donc dès maintenant aux activités que vous pourriez pratiquer en plein air ou en salle, en solo, en duo ou en groupe !

Cochez les activités qui vous attirent…

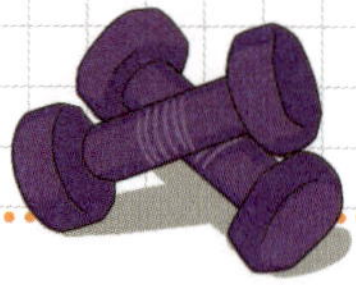

- ❑ Running, trail
- ❑ Fitness en club
- ❑ Sport de combat, fit-punch : ………………
- ❑ Vélo
- ❑ Roller
- ❑ Sport collectif : …………
- ❑ Randonnée
- ❑ Danse : ……………………
- ❑ Pole dance
- ❑ Natation
- ❑ Sport nautique : ………
- ❑ Tennis
- ❑ Yoga
- ❑ Autre : ……………………

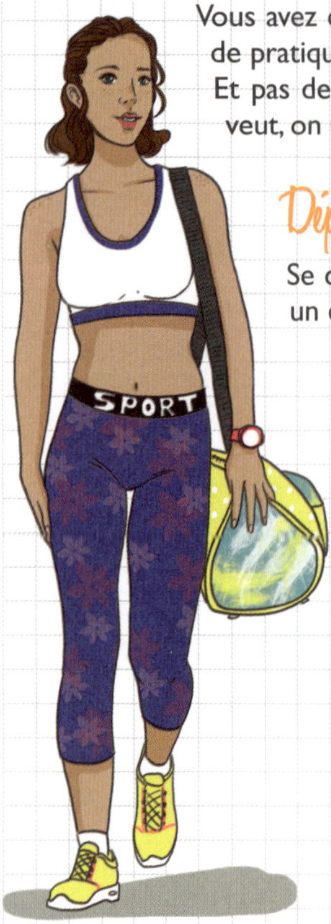

Vous avez coché plusieurs disciplines ? Étudiez maintenant la faisabilité : lieux de pratique et horaires proposés à proximité, tarifs…
Et pas de fausse excuse du style : « Je n'aurai jamais le temps. » Quand on veut, on peut !

Dépensez-vous sans y penser

Se dépenser, ce n'est pas forcément faire du sport, c'est aussi adopter un comportement actif, et surtout délaisser les activités sédentaires…

Changez vos habitudes

Plutôt que…	Je choisis…
Prendre les ascenseurs et escalators	Les escaliers
Regarder la télévision ou traîner sur Internet le week-end	Un jeu de *Wii Fit* ou de *Just Dance*
Proposer un jeu vidéo à mes amis	Une activité en plein air : marche, vélo, jeu de ballon…
Remettre toujours la corvée de ménage au lendemain	Une demi-heure de ménage tonique sur une musique endiablée (vous ne verrez plus le ménage comme avant…)

Comptez vos pas

Pour bouger davantage au quotidien, vous pouvez utiliser un podomètre, très pratique pour comptabiliser ses pas et se motiver à se lever de sa chaise plus souvent :

- < 5 000 pas : vous êtes dans le rouge, bougez !
- Entre 5 000 et 10 000 : vous êtes dans la moyenne… peut mieux faire !
- > 10 000 pas : bravo, vous faites partie des plus actives !

Renseignez-vous auprès de vos ami(e)s : peut-être pouvez-vous pratiquer cette activité à deux… Vous serez plus motivée !

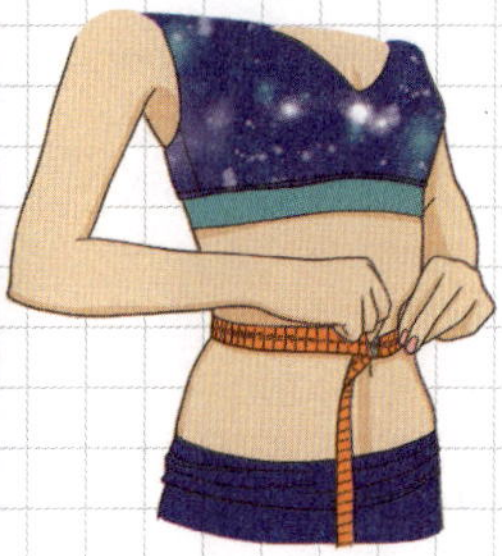

Je me fais plaisir

Être toujours dans le contrôle, c'est s'exposer à l'échec, et au craquage inévitable. Il faut donc se faire plaisir régulièrement, un peu comme la soupape de sécurité d'une Cocotte-Minute… Mais se faire plaisir, ce n'est pas non plus s'autoriser tout et n'importe quoi tous les jours ! Évitez donc de stocker dans vos placards des aliments « à risque » : chips, confiseries, gâteaux du commerce…

Gourmandises permises…

Pour vous aider, voici deux idées de gourmandises (à IG bas *of course* !) pour fondre de plaisir avec bonne conscience !

Rochers coco au cœur chocolat (pour 15 rochers)

Mélangez 150 g de noix de coco râpée avec 60 g de fructose. Ajoutez 2 blancs d'œufs et mélangez bien. Coupez 50 g de chocolat noir à 70 % de cacao en 15 petits morceaux. Formez de petites pyramides avec le mélange de coco en insérant 1 morceau de chocolat à l'intérieur de chacune, puis déposez-les sur une plaque recouverte de papier sulfurisé. Enfournez à 180 °C (th. 6) pour 15 min. Laissez tiédir les rochers avant de les manipuler.

Ces petits rochers se consomment tièdes ou froids et se conservent plusieurs jours au réfrigérateur (aucune excuse pour les engloutir en 24 heures !). Consommez-en 1 à 2 en cas de petit creux ou en fin de repas.

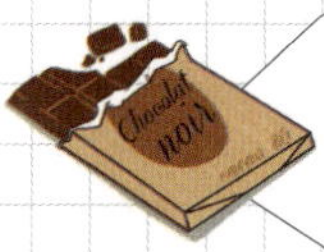

Pensez aussi au chocolat noir à 70 % de cacao et aux fruits secs (noix, noisettes, amandes, abricots secs…) pour combler les petites envies de sucre !

Sorbet express pêche au thé vert à la menthe (sans sorbetière)

Congelez à l'avance 1 pêche épluchée et coupée en petits morceaux. Mettez ces morceaux de fruit congelés dans le bol d'un blender, ajoutez 2 c. à c. de sirop d'agave et mixez jusqu'à l'obtention d'un granité. Ajoutez 5 cl de thé vert à la menthe refroidi. Mixez à nouveau. Dégustez aussitôt !

Essayez aussi avec de l'ananas et du lait de coco, des fruits rouges et du yaourt ou avec de la mangue et du jus de citron dilué.

Ce sorbet se déguste en dessert ou pour le goûter, selon vos envies ! Ayez donc toujours quelques fruits en morceaux dans votre congélateur, votre petit plaisir glacé sera ainsi prêt en quelques minutes !

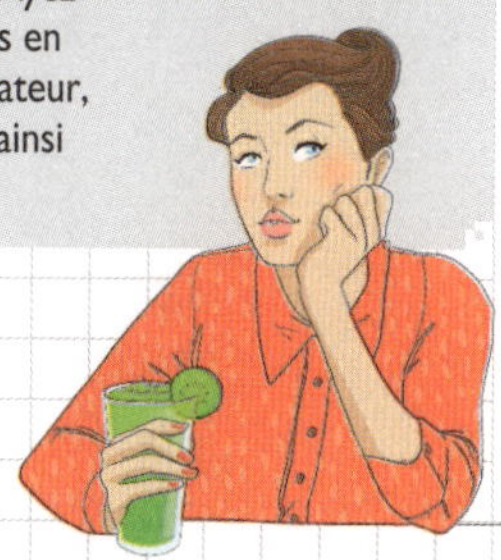

Conclusion

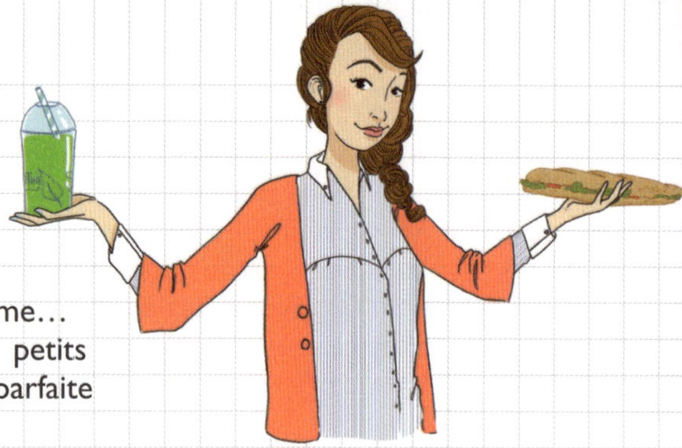

Qui ne rêve pas d'une jolie silhouette ? Des cuisses trop grosses, un ventre pas assez ferme… Même les plus belles filles se trouvent des petits défauts… Il faut croire que la silhouette parfaite n'existe pas… ou en tout cas, pas pour soi !

Nous avons toutes un idéal, un modèle de silhouette dont nous aimerions nous rapprocher. Cet objectif est honorable… mais 6 semaines de programme body slim, ce n'est généralement pas suffisant pour transformer radicalement sa silhouette ! Heureusement, ça l'est pour amorcer des changements de mode de vie, et c'est finalement le plus important : vous avez trouvé le bon cap, une bonne hygiène de vie alliant alimentation saine et exercices physiques réguliers.

Ces changements doivent s'installer durablement dans votre vie sans devenir une contrainte, auquel cas vous seriez tentée d'abandonner plus ou moins rapidement. Trouvez donc le bon équilibre, qui vous correspond, faites-vous plaisir et compensez les écarts par des repas plus sages et/ou par quelques exercices physiques.

Les régimes classiques sont voués à l'échec, puisqu'ils ont un début… et une fin ! Et que se passe-t-il après ? On reprend les kilos perdus ! Alors, arrêtez de compter les calories, d'être en permanence dans la restriction et dans la frustration, de prendre du poids en hiver et de vous mettre au régime chaque printemps : jouer au yoyo avec votre poids n'est pas sans conséquence. Un jour ou l'autre, il devient difficile de perdre les kilos accumulés, voire mission impossible…

Pour conserver une jolie silhouette, il n'y a pas de recette miracle, mais celle que je vous offre aujourd'hui fonctionne très bien sur le long terme : 45 % d'IG bas, 45 % d'activité physique et 10 % de plaisir. À vos tabliers !

Vous avez un compte Facebook ?

Poursuivez l'aventure des IG bas sur Facebook en rejoignant le groupe « Destination minceur et brûle-graisse avec les IG bas ».

Carnet d'adresses

Pour trouver des produits à IG bas, notamment les farines intégrale ou de pois chiches, les graines de chia ou les sucres à IG bas (sucre de coco, miel d'acacia…), dirigez-vous vers les magasins bio. Vous en avez certainement un près de chez vous : La vie claire, Biocoop, Bio & Co… Vous avez des difficultés pour trouver certains ingrédients à IG bas ? Commandez sur Internet et faites-vous livrer chez vous ou en point relais. Quelques sites sélectionnés spécialement pour vous :

http://www.bienmanger.com
http://www.greenweez.com

Bibliographie

Michel Montignac, *IG, Régime index glycémique*, Alpen éditions, 2013.
Soasick Delanoë, *Mon cahier Pilates*, éditions Solar, 2015.
Marie-Laure André, *Mon cahier Brûle-graisse*, éditions Solar, 2015.
Marie-Laure André, *Mon cahier Stop au sucre*, éditions Solar, 2016.
Marie-Laure André, *L'Index glycémique, le guide minceur et santé*, éditions Jouvence, 2017 (2e éd.).

Le blog personnel de l'auteur, Marie-Laure André, diététicienne :
www.passionnutrition.com
Vous y trouverez de nombreux articles sur l'art de bien manger, des conseils pratiques et des recettes gourmandes !

Le portail officiel de la méthode Montignac : www.montignac.com/fr
Méthode qui s'appuie sur les index glycémiques bas. Vous y trouverez les index glycémiques par aliment. Vous pouvez aussi commander des produits à IG bas dans la boutique.

En panne d'idée pour vos menus ? Nos blogs chouchous, orientés IG bas, à dévorer sans modération :
http://mariechioca.canalblog.com
http://megalowfood.com

Remerciements

Je remercie chaleureusement Christian Laurence pour ses conseils lors de l'élaboration des différents programmes d'entraînement sportifs.
Merci aussi à Soasick Delanoë pour la partie consacrée aux exercices de Pilates.
Mes sincères remerciements à Juliette Collonge pour son aide précieuse et ses conseils avisés lors de la conception de ce nouveau cahier.

Découvrez tous nos cahiers pratiques et notre catalogue sur :
www.solar.fr

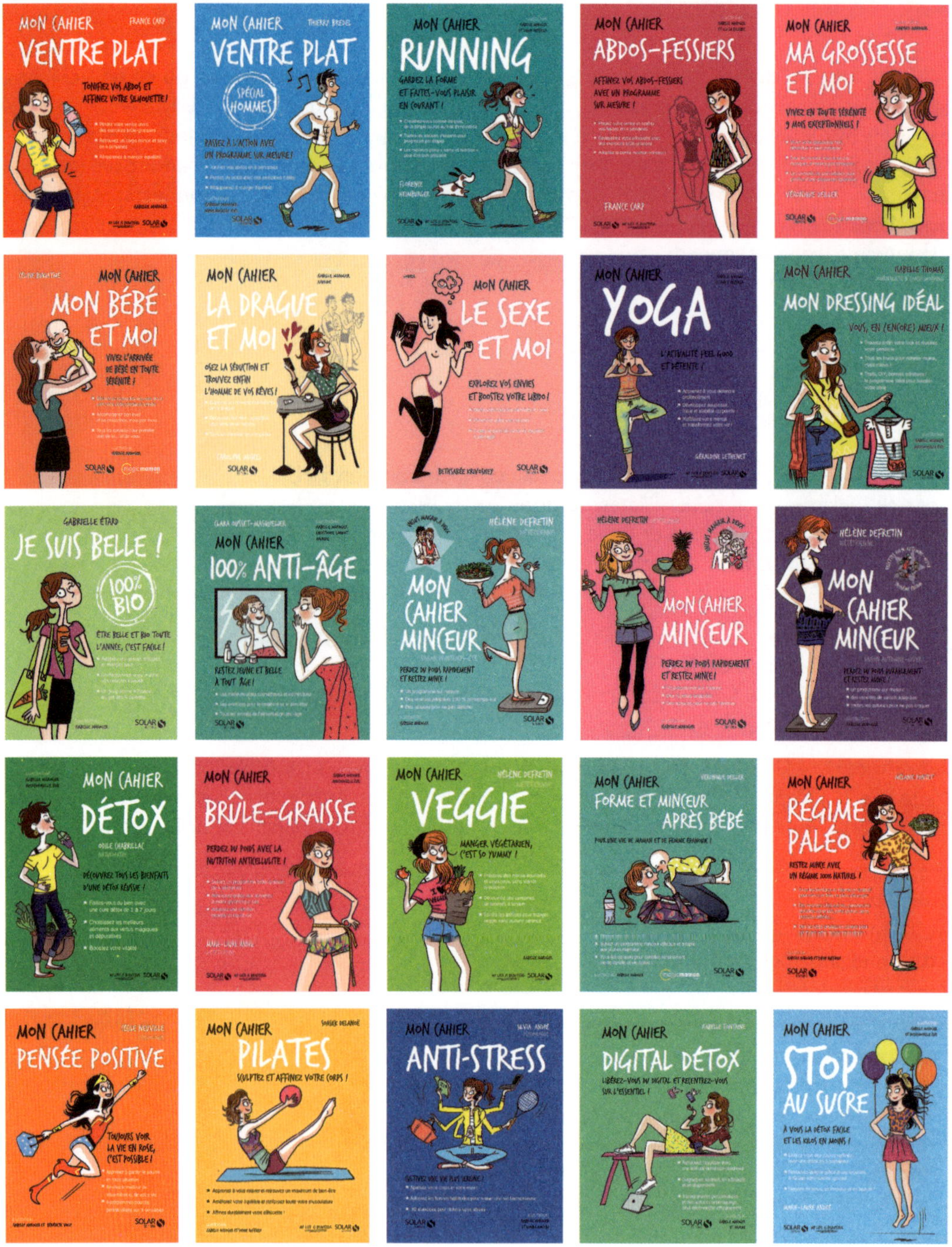

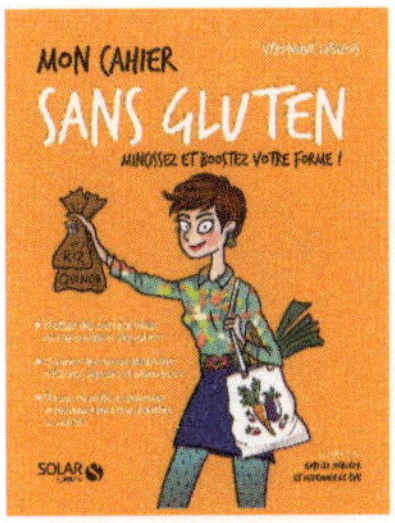
MON CAHIER
SANS GLUTEN
MINCISSEZ ET BOOSTEZ VOTRE FORME !
SOLAR
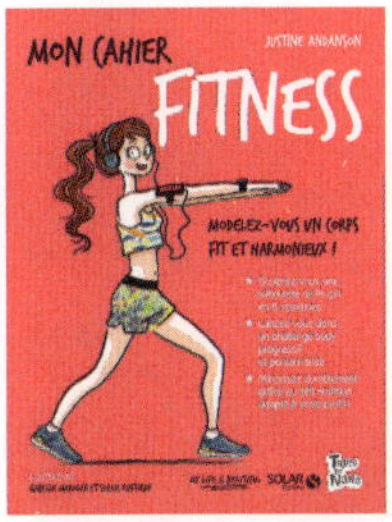
MON CAHIER
FITNESS
MODELEZ-VOUS UN CORPS FIT ET HARMONIEUX !
SOLAR
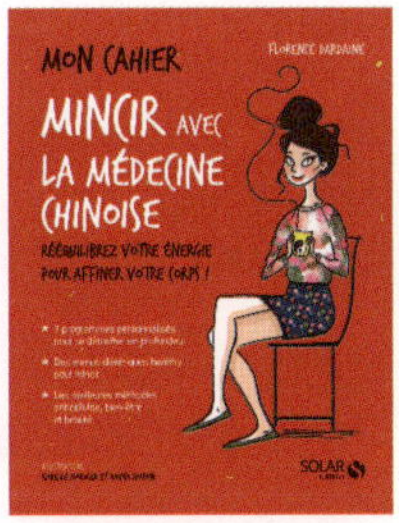
MON CAHIER
MINCIR AVEC LA MÉDECINE CHINOISE
RÉÉQUILIBREZ VOTRE ÉNERGIE POUR AFFINER VOTRE CORPS !
SOLAR
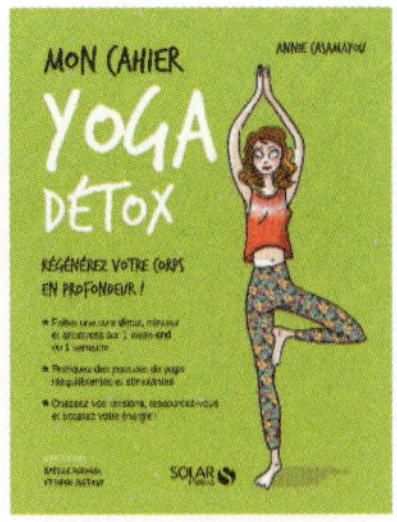
MON CAHIER
YOGA DÉTOX
RÉGÉNÉREZ VOTRE CORPS EN PROFONDEUR !
SOLAR
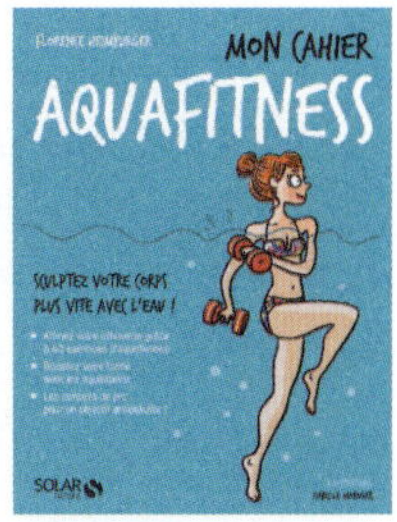
MON CAHIER
AQUAFITNESS
SCULPTEZ VOTRE CORPS PLUS VITE AVEC L'EAU !
SOLAR
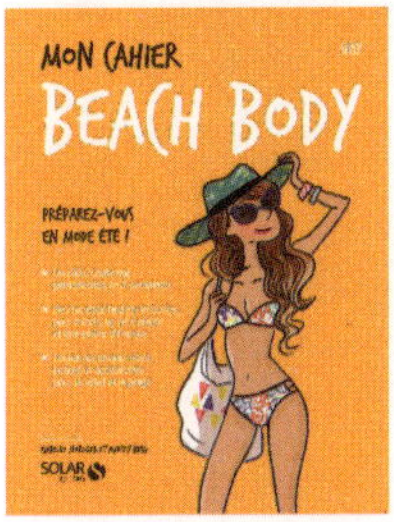
MON CAHIER
BEACH BODY
PRÉPAREZ-VOUS EN MODE ÉTÉ !
SOLAR
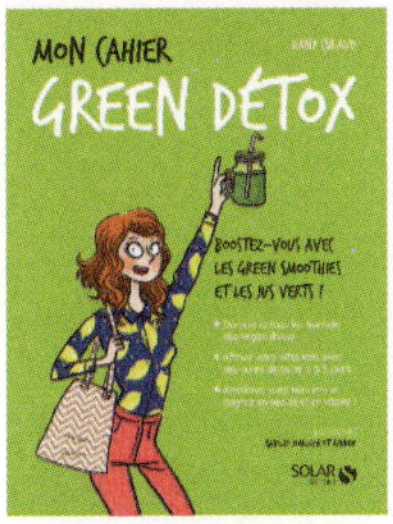
MON CAHIER
GREEN DÉTOX
BOOSTEZ-VOUS AVEC LES GREEN SMOOTHIES ET LES JUS VERTS !
SOLAR
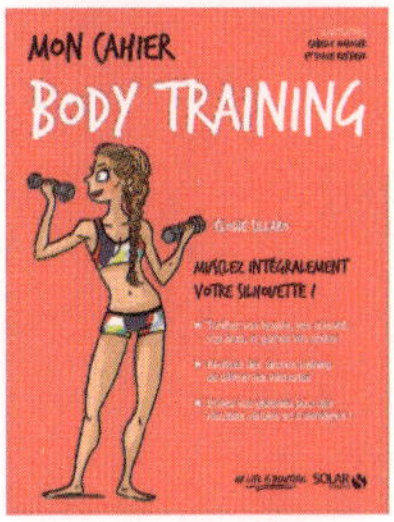
MON CAHIER
BODY TRAINING
MUSCLEZ INTÉGRALEMENT VOTRE SILHOUETTE !
SOLAR
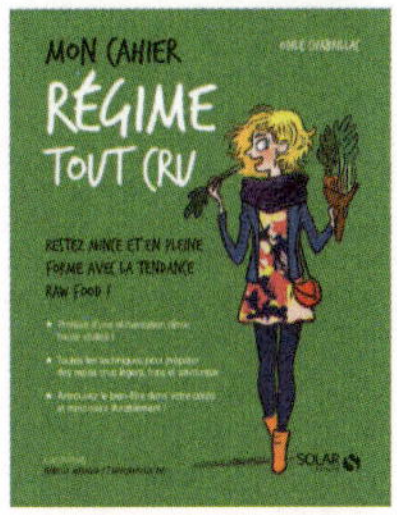
MON CAHIER
RÉGIME TOUT CRU
RESTEZ MINCE ET EN PLEINE FORME AVEC LA TENDANCE RAW FOOD !
SOLAR
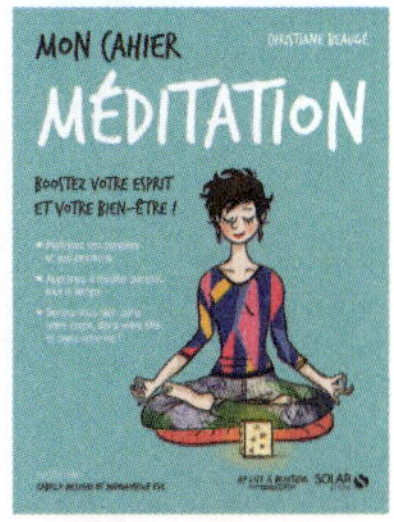
MON CAHIER
MÉDITATION
BOOSTEZ VOTRE ESPRIT ET VOTRE BIEN-ÊTRE !
SOLAR
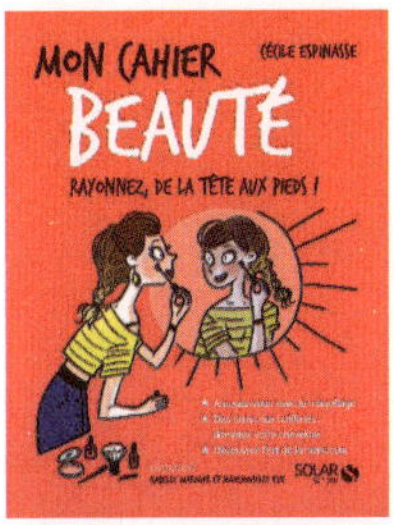
MON CAHIER
CÉCILE ESPINASSE
BEAUTÉ
RAYONNEZ, DE LA TÊTE AUX PIEDS !
SOLAR
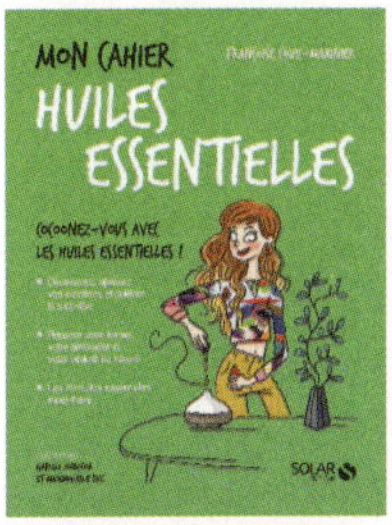
MON CAHIER
HUILES ESSENTIELLES
COCOONEZ-VOUS AVEC LES HUILES ESSENTIELLES !
SOLAR
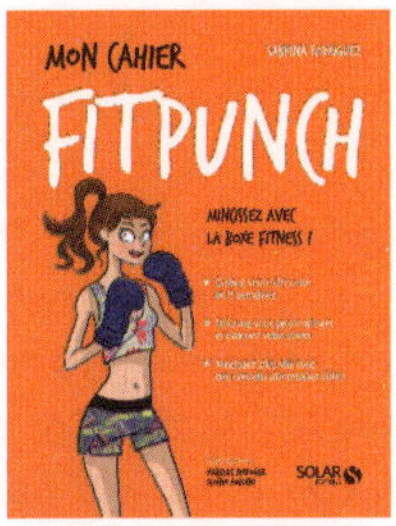
MON CAHIER
FITPUNCH
MINCISSEZ AVEC LA BOXE FITNESS !
SOLAR
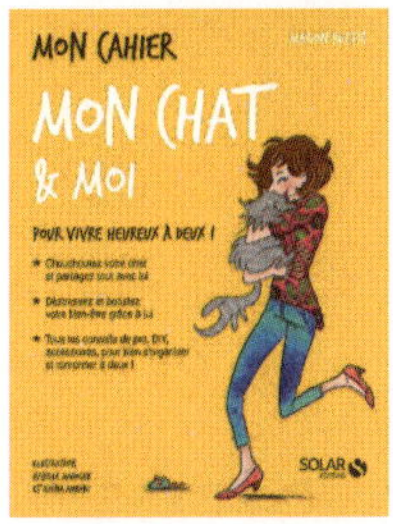
MON CAHIER
MON CHAT & MOI
POUR VIVRE HEUREUX À DEUX !
SOLAR
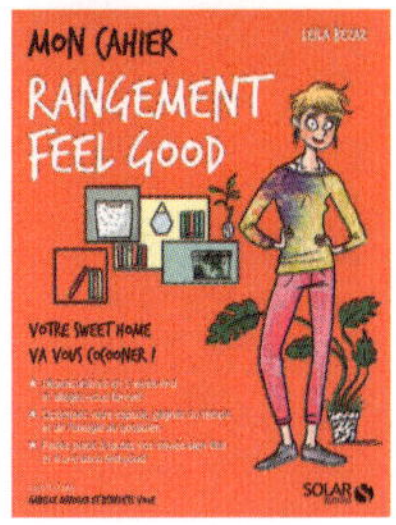
MON CAHIER
RANGEMENT FEEL GOOD
VOTRE SWEET HOME VA VOUS COCOONER !
SOLAR
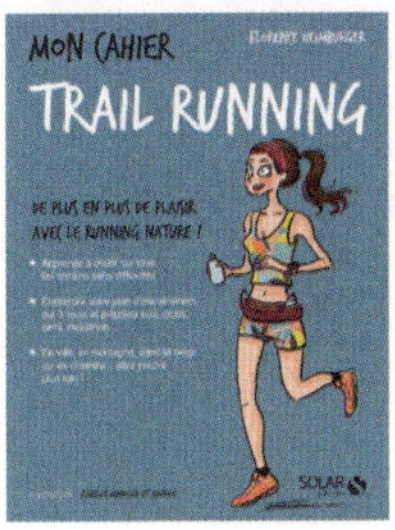
MON CAHIER
TRAIL RUNNING
DE PLUS EN PLUS DE PLAISIR AVEC LE RUNNING NATURE !
SOLAR
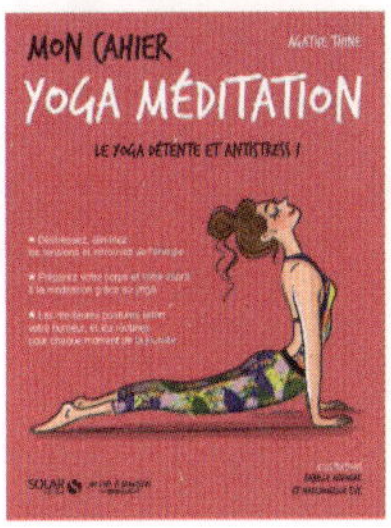
MON CAHIER
YOGA MÉDITATION
LE YOGA DÉTENTE ET ANTISTRESS !
SOLAR
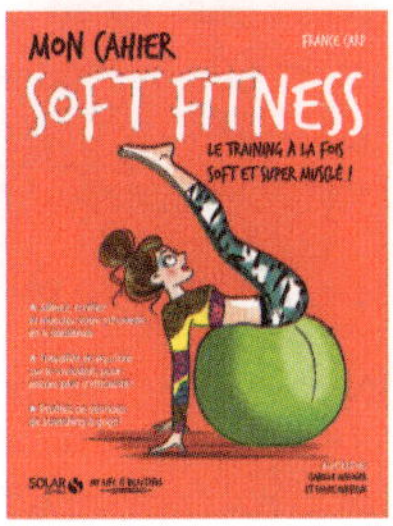
MON CAHIER
SOFT FITNESS
LE TRAINING À LA FOIS SOFT ET SUPER MUSCLÉ !
SOLAR
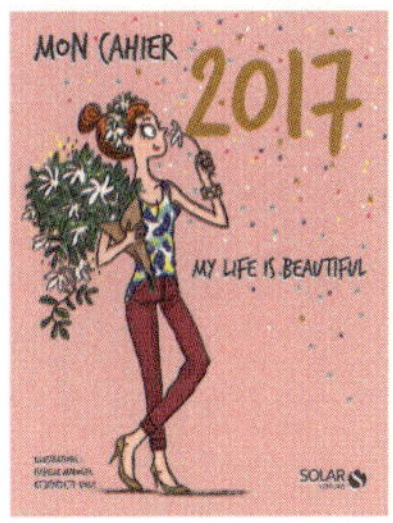
MON CAHIER
2017
MY LIFE IS BEAUTIFUL
SOLAR

Direction : Jean-Louis Hocq
Direction éditoriale : Suyapa Hammje
Directrice de collection : Juliette Collonge
Édition : Gwladys Greusard
Conception et mise en couleur de la couverture : Biblis Duroux
Mise en pages : Nord Compo
Fabrication : Céline Premel-Cabic

ISBN : 978-2-263-14968-9
Code éditeur : S14968/02
Dépôt légal : janvier 2017
Imprimé en France par ime by estimprim

HarmonieSolar

Solar | un département **place des éditeur**

place
des
éditeurs